HIRZEL *Menu*
Der Bio-Bluff

Hans-Ulrich Grimm

Der Bio-Bluff

Der schöne Traum vom natürlichen Essen

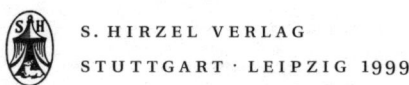

S. HIRZEL VERLAG

STUTTGART · LEIPZIG 1999

Impressum

Ein Markenzeichen kann warenrechtlich geschützt sein,
auch wenn ein Hinweis auf etwa bestehende
Schutzrechte fehlt

Die Deutsche Bibliothek – CIP-Einheitsaufnahme

Grimm, Hans-Ulrich:

Der Bio-Bluff : der schöne Traum vom natürlichen Essen /
Hans-Ulrich Grimm. - Stuttgart ; Leipzig : Hirzel, 1999
(Hirzel Menu)
ISBN 3-7776-0870-X

© 1999 S. Hirzel Verlag
Birkenwaldstraße 44, 70191 Stuttgart
Printed in Germany
Einbandgestaltung und Innentypografie: de'blik, berlin
Druck: Gulde Druck GmbH, Tübingen

Inhalt

Betreuung des Teiges / Tiefgekühltes für das Backen an der Front /
Auch Öko-Bäcker lieben Maschinen

7

(Ihnalt

1.

Die Eierfälscher GmbH

Die Schattenseite des Bio-Booms: Konjunktur für Betrüger
Glückliche Hühner auf Phantombauernhöfen / Die ahnungslosen
Hühnerbarone / Keine Strafe für Karstadt & Co: Weshalb der Staats-
anwalt manchmal machtlos ist / "Alternative" Massenproduktion
für den Supermarkt

Kein Huhn, nirgends. Zwar fließt ein Bächlein hier, ein bißchen Grün
gibt es auch an seinen Ufern und ein paar Bäume. Aber eine hühner-
freundliche Umgebung ist das eigentlich nicht, so mitten in der Stadt,
schräg gegenüber der Oper. Dieser Büropalast hier am Bächlein wäre
auch nicht die richtige Behausung für das arme Tier, es könnte ja rutschen auf dem glatten, steinernen Boden oder den Schnabel anschla-
gen an den gläsernen Wänden. Hühnerleitern gibt es nicht, nur Trep-
pen und einen Fahrstuhl.
Hier leben keine Hühner. Hier gibt es keine Eier. Und dennoch wurden sie millionenfach geliefert an deutsche Supermärkte, Eier von
glücklichen Hühnern, von diesem Absender im elsässischen Mulhouse, Allee Nathan Katz, Nummer 12. Sie kamen natürlich nicht
direkt von hier, und sie gingen auch nicht direkt an die Supermärkte.
Denn es sind manchmal merkwürdige, verschlungene Wege, die zum
Verbraucher führen, an seinen Frühstückstisch. Das hat damit zu tun,
daß die Verhältnisse nicht mehr ganz einfach sind heutzutage, was
sich schon an so etwas Simplem zeigt wie einem Ei. Der Frühstücker
möchte reinen Gewissens sein Ei aufschlagen, wünscht den Hühnern

alles Gute und kauft deswegen vorzugsweise Eier, die von möglichst glücklichen Erzeugern stammen.

Das Problem ist nur, daß es von den richtig glücklichen Hühnern nicht sehr viele gibt. Und diese wenigen legen auch nicht jene Millionen von Eiern, die die Herren der Supermärkte an ihre Kunden gern verkaufen möchten. Wenn die Supermärkte nur Eier von glücklichen Hühnern anbieten würden, dann wären die Regale im Kaufhof oder bei Rewe so leer wie jene in Rumänien oder Ostsibirien.

Glücklicherweise aber gibt es Menschen, die die Herren der Supermärkte vor so einer peinlichen Situation bewahren.

Engelbert Homann ist so einer, Eierhändler aus dem westfälischen Metelen. Engelbert Homann war Inhaber einer Firma namens Alsovo, die logierte in jener Allee Nathan Katz im elsässischen Mulhouse fernab aller Ställe. Und Engelbert Homann sorgte dafür, daß die begehrten Eier auch dann in die Supermärkte kamen, wenn es eigentlich keine gab. Nun muß ein Eierhändler natürlich nicht immer mit seinen Hühnern zusammenleben. Ein Autohändler baut seine Wagen ja auch nicht im Laden zusammen, eine Boutique läßt auch nicht Jil Sander und Karl Lagerfeld im Hinterzimmer schneidern. Nur: Wenn ein Autohändler einen Wagen mit dem Stern verkauft, dann sollte der auch von Mercedes stammen, wenn die Boutique ein Kleid von Jil Sander feilbietet, dann vertraut die Kundin aufs authentische Design.

Im Falle von Engelbert Homann war das Glück der Hühner nicht immer so ganz sicher. Er verkaufte zwar millionenfach Eier von freilaufenden Hühnern oder solchen in Bodenhaltung, und die Kunden von Kaufhof, von Rewe, Metro oder Karstadt erwarben sie in gutem Glauben an das Glück auf kleinen Höfen. Doch die glücklichen Hühner waren ein Phantom.

Homann war ein Eierfälscher. Er hatte ein internationales Imperium aus Phantombauernhöfen und Briefkastenfirmen aufgebaut und verwandelte mit getürkten Lieferscheinen und gefälschten Rechnungen millionenfach Quäl-Eier in alternative Qualitätserzeugnisse. Wegen 81 Millionen Stück erhob die Staatsanwaltschaft Anklage. 18 Millionen Schwindel-Eier konnten ihm vor Gericht eindeutig nachgewiesen werden. Im November 1996 wurde er vom Amtsgericht in Rheine deshalb zu eineinhalb Jahren Gefängnis auf Bewährung verurteilt. Ein Kompagnon erhielt ein halbes Jahr auf Bewährung.

Der Eierschwindel ist ein Symptom, Ausdruck einer Situation der Lebensmittelbranche, in der die Wünsche der Kunden und die tatsächlichen Verhältnisse immer weiter auseinanderklaffen. Die Menschen möchten Fleisch von glücklichen Tieren. Sie lehnen nicht nur die Quälerei in Massenkäfigen ab, sie wollen überhaupt keine Lebensmittel aus Agro-Fabriken. Sie wollen nicht, daß Ferkel zu Tausenden im Massenstall gemästet werden, sie wollen nicht, daß Kälber in enge Lkw-Kabinen verfrachtet werden. Sie wollen auch nicht, daß Kartoffeln und Karotten mit Chemikaliencocktails aufgezogen werden. Sie möchten Gesundes, Gemüse ohne Gift, Fleisch ohne Arzneimittelreste. Das wissen die Firmen aus der Lebensmittelbranche, deshalb werben sie mit idyllischen Bildern von Kühen auf grünen Almen, mit Milchkannen voller guter Alpenmilch. Die Werbewelt scheint ehrlich, natürlich, handwerklich, echt. Gift, Hormone, Chemie kommen nicht vor. Es wird, so moniert der Kritische Agrarbericht 1998, "fast alles mit dem schönen Schein des Ökologischen verkauft." Das Dumme ist nur: Wahrhaft Ökologisches stellt die Agro- und Ernährungsindustrie kaum her. Und die Entwicklung geht eher in Richtung noch größerer Agrarfabriken, noch mehr High-Tech in der Landwirtschaft, noch weniger Idyll (siehe Kapitel 10).

Ehrlicherweise müßten also die Supermärkte ihre Kunden darüber informieren, daß die vielen Eier in den Regalen, die vielen Schnitzel in der Kühltheke überhaupt nicht von herkömmlichen Bauernhöfen erzeugt werden können: So viele Bauernhöfe gibt es nicht mehr. Viele mußten aufgeben, weil sie die Billigst-Schweine für die Supermärkte und die Kartoffeln zum Schleuderpreis nicht liefern konnten.

Ehrlicherweise also müßten die Supermärkte ihren Kunden Bilder von riesigen Käfiganlagen und gigantischen Schweineställen mit Tausenden von Tieren zeigen, damit sich die Leute im Laden ein realistisches Bild von den dargebotenen Erzeugnissen machen können. Weil die Supermarktmanager aber wissen, daß das Zeug dann liegenbleiben

würde, nähren sie lieber die Traumvorstellungen vom kleinen Hof –
und geraten dann in die Bredouille, wenn die wenigen kleinen Höfe
nicht genug Nachschub liefern können. Die kriminellen Eier-Dealer
nutzen daher die Bedarfslücke für ihre profitablen Geschäfte.

Dabei war Engelbert Homann nur ein besonders professioneller
Akteur im größten Eierfälscher-Skandal, den die Republik je gesehen
hat. Aus den Daten beschlagnahmter Dokumente errechneten die
Ermittler, daß seit Anfang der 90er Jahre vermutlich noch viel mehr
Schwindel-Eier in den Handel gelangt waren. Insgesamt 980 Millionen (längst verkaufter) Eier stehen unter Schwindel-Verdacht, weswegen die Staatsanwälte auch gleich weiter recherchierten.

Der Betrug im Falle Homann war aufgeflogen, als südbadische Be-
amte bei einem Kontrollgang merkwürdige Entdeckungen machten.
Sie überprüften eine Lagerhalle in Ottersweier, einem kleinen Ort am
Fuße des Schwarzwaldes, ganz in der Nähe von Baden-Baden. In dieser Lagerhalle werden Eier in großen Mengen angeliefert, verpackt
und überall im deutschen Südwesten an Supermärkte ausgeliefert:
eine sogenannte Packstelle, von denen es Dutzende gibt in der ganzen
Republik. Zwischen diesen Packstellen karren Lastwagen die Eier
hin und her. Je nach Bedarf werden die Erzeugnisse diverser Hühner-
fabriken zusammengelegt und weitervertrieben. Mitunter ist es deshalb nicht ganz einfach festzustellen, woher die Eier denn nun wirklich kommen.

Diese Erfahrung mußten auch jene südbadischen Beamten machen,
Kontrolleure vom Regierungspräsidium in Karlsruhe. Als sie jene Lagerhalle in der Hägenichstraße 7 aufsuchten, im Industriegebiet am
Rande des Städtchens Ottersweier, begann unerwartet eine aufwendige Recherche. Dort schieben Gabelstapler Paletten mit Eierkartons
in Lastwagen, die mit schönen Fotos geschmückt sind mit glücklichen
Hühnern und der Aufschrift "Freilandhaltung".

Doch bei der Suche nach diesen frohen Hennen griffen die Kontrolleure zunächst einmal ins Leere: Sie hatten sich Lieferdokumente und
Rechnungen vorlegen lassen, auf denen waren auch die Erzeugerbe-
triebe genannt: die Farm Eppelborn beispielsweise in 66571 Eppel-

born, Veltrup 97. Oder die Farm Hornbach, Am Bach 19, in 66500
Hornbach. Als die badischen Beamten bei den zuständigen Kollegen
im Saarland und in Rheinland-Pfalz nachfragten, zeigte sich jedoch,
"daß diese Betriebe überhaupt nicht existierten und daß es sich hierbei um rein fiktive Anschriften handelte", wie sie hernach in einem
Vermerk festhielten.

Ähnliche staunenswerte Tatsachen fanden staatliche Ermittler auch
in Niedersachsen und Nordrhein-Westfalen heraus. Sie stießen auf
den internationalen Eierschieberring, in dem Engelbert Homann laut
Urteil des Amtsgerichts Rheine die zentrale Rolle spielte. Homann
hatte die Eier indessen nicht eigenhändig an die Supermärkte geliefert, sondern an zahlreiche Zwischenhändler – die Firma Gutshof-Ei
beispielsweise, die die Lagerhalle im badischen Ottersweier betreibt
und die Lastwagen mit den schönen Bildern von glücklichen Hühnern
schmücken ließ.

Die Firma Gutshof-Ei wurde indessen nicht bestraft, obwohl sie, wie
aus beschlagnahmten Unterlagen hervorging, 36 Millionen Schwindel-Eier von Homann bezogen und an Supermärkte weiterverkauft
hatte.

Gutshof-Ei gehört zu den Giganten der Branche. Das Unternehmen
macht 150 Millionen Umsatz, verkauft etwa eine Milliarde Eier an
große Supermarktketten wie Tengelmann und Rewe, Karstadt und
Kaufhof. Die Firma liefert überhaupt sehr trendgerechte Eier, hat sich
beispielsweise an der Vermarktung einer Neuschöpfung beteiligt, dem
"Omega DHA-Ei". Das Produkt soll besonders gesund sein, weil es
besonders viele mehrfach ungesättigte Fettsäuren enthält. Die werden laut Firmenangaben aus "Algenbiomasse" gewonnen, in riesigen
Hallen in der Nähe von San Diego in Südkalifornien, und später an die
Hühner verfüttert. Auch bei dem neuen Marken-Ei namens "Meier's",
das mit millionenteurer Fernsehreklame auf den Frühstückstisch
geschoben wurde, ist Gutshof dabei. Und weil die Firma Gutshof-Ei
alles liefern will, was das Kundenherz begehrt, hat sie auch sogenannte Alternativ-Eier im Programm, jene aus Boden- oder Freilandhaltung. Und wenn die mal knapp werden, wenden sich die Guts-

hof-Herren zwecks Nachschub an Lieferanten wie den Eierhändler Homann. Daß der indessen Bluff-Ware verkaufte, konnten sie wirklich nicht wissen. Das Verfahren gegen die beiden Firmenchefs, die Freiherren Hans-Wilhelm und Hans-Thomas von Meerheimb, hat die Staatsanwaltschaft in Kiel deshalb eingestellt.

Auch ein Verfahren gegen die Firma Eifrisch im niedersächsischen Lohne wurde eingestellt. Die hatte, wie die Ermittler herausfanden, 1,1 Millionen Eier über Homanns Händlerring aus Luxemburg und den Niederlanden verkauft – und sie zudem mit deutschen Herkunftsnachweisen geadelt.

Doch die Staatsanwaltschaft konnte sie auch dafür nicht belangen: "Diese Irreführung ist rechtlich nicht relevant", schrieben die Staatsanwälte in die Akte. Wenn ausländische Eier eingedeutscht werden, so die Fahnder, sei das zwar eine Irreführung der Verbraucher, aber keine strafbare Täuschung über den Wert der Ware. Die Staatsangehörigkeit sei schließlich kein Qualitätsmerkmal. Was sich auf den ersten Blick nur Volljuristen erschließt, macht irgendwie doch Sinn: Tatsächlich sind ja holländische, belgische oder luxemburgische Eier auch nicht schlechter, ungesünder oder inhumaner als deutsche Eier. Auch wenn der Kunde am Supermarktregal generell gern der werbegestützten Illusion nachhängt, gut sei nur das, was aus deutschen Landen frisch auf den Tisch kommt.

Die Kaufhauskonzerne, die die getürkte Ware schließlich den Kunden verkauften, konnten natürlich ebenfalls nicht belangt werden, obwohl sie es letztlich waren, die die überhöhten Preise für unerwünschte Käfigeier kassierten. Denn die Supermarktketten fühlen sich ebenfalls als Opfer der Eierschwindler: "Wir werden ja auch betrogen", sagt Rewe-Sprecher Wolfram Schmuck. "Wir haben ja ein großes Interesse, daß uns keiner falsche Eier ins Nest legt." Und er versichert, Rewe habe verschärfte Kontrollen installiert, die solchen Schwindel in Zukunft ausschließen sollen. Andere Händler verfahren ähnlich.

Die beteiligten Staatsanwälte finden die Situation begreiflicherweise unbefriedigend. Sie würden Betrüger gern bestrafen. Doch Schuld und Verantwortung ist schwer festzustellen. Die Supermärkte verkauften zwar die Schwindel-Eier, aber in der komplizierten Welt der Warenströme ist es für einen Kaufhauskonzern schwierig, nachzuvollziehen, welchen Weg ein einzelnes Ei auf seiner Reise durch Europa zurückgelegt hat. Zumal dank gesetzgeberischer Großzügigkeit auf den Packungen nicht angegeben werden muß, wo das Ei gelegt wurde, sondern nur, in welcher "Packstelle" es in den Karton gepackt wurde. Und bei den riesigen Mengen, die ein Handels-Multi umschlägt, ist es im Einzelfall ausgeschlossen, die Herkunft exakt nachzuweisen.

So muß auch der Verbraucher auf eine lange Reise gehen, wenn er die Hühner besuchen möchte, die sein Frühstücksei gelegt haben.

In Spar-Supermärkten oder denen der AVA-Kette, zu der die Läden von Edeka gehören oder Nanz, gibt es beispielsweise Eier namens "Ländli". Die Packung sieht auch sehr ländlich aus, hübsch bemalt: Sechs Hühner picken munter auf der Wiese vor einem stattlichen Bauernhof mit leuchtend rotem Ziegeldach. Rührend.

Von hier, so suggeriert die Packung, kommen die "Ländli"-Eier, Marke "Omas Beste". Die Hühner genössen "artgerechte Freilandhaltung", so steht auf der Packung, sie hätten aber auch einen Stall mit "Sitzstangen zum Ausruhen und Schutz vor schlechtem Wetter" sagt die Packung. Wie einfühlsam.

Auf der Packung ist auch eine Telefonnummer angegeben. Dort meldet sich allerdings nur ein Anrufbeantworter. Auf den versprochenen Rückruf wartet der Käufer vergeblich. Glücklicherweise steht auf der Packung auch die Adresse der Firma "Körnli-Ei": Itenstraße 8 in 95131 Schwarzenbach am Wald. Das klingt sehr idyllisch. Der Ort befindet sich auch in einer schönen Gegend im Fränkischen.

Die Reise dorthin sorgt allerdings für eine Überraschung: Am Sitz der Firma "Körnli"-Ei im fränkischen Schwarzenbach am Wald lebt kein einziges Huhn, und auch von dem behaglichen Stall ist nichts zu sehen.

In der Itenstraße 8 reiht sich ein Häuschen ans andere: Es ist eine Nachkriegssiedlung mit schmucklos-einstöckigen Wohnbauten. Nicht einmal ein Briefkasten deutet auf den Firmensitz von "Körnli-Ei".

Wer klingelt, wird weiterverwiesen und muß die Reise fortsetzen, ins Hessische.

Denn: Hinter "Körnli-Ei" steckt der Branchen-Gigant "Gold-Ei" (Umsatz 130 Millionen Mark). Die Firma verkauft insgesamt über 50 Millionen Freilandeier, bis zu 10 Millionen davon kommen mangels deutscher Frischluft-Hennen aus Holland.

Den fiktiven Firmensitz im lauschigen Schwarzenbach hatte sich die Firma vor einigen Jahren aus strategischen Gründen zugelegt, damit die Körnli-Ländli-Eier nicht mit den Erzeugnissen jener vier Millionen Käfig-Hennen verwechselt werden, die Gold-Ei ansonsten vermarktet. Mittlerweile kommen die Ländli-Eier allerdings, laut Packung, vom "Gut Freies Land" in 88145 Hergatz im Allgäu. Die Reise dorthin kann man sich allerdings ebenfalls sparen: "Da sind keine Hühner", sagt die zuständige Dame vom Gewerbeamt, und verweist an den Hauptsitz im hessischen Dietzenbach. Dort meldet sich am Telefon wieder die Firma Gold-Ei. Die Sache mit den fiktiven Firmensitzen sei etwas ganz Normales, erfährt der verwunderte Kunde: "Das ist üblich in der Eierbranche", sagt Körnli-Goldei-Geschäftsführer Matthias Zeitler. Das ist deshalb auch nicht illegal. Wenn neugierige Eier-Käufer kreuz und quer durch die Republik, ja durch Europa reisen wollen, weil sie partout ihr Huhn persönlich kennenlernen wollen, zählt das irgendwie zum modernen Erlebniseinkauf. Problematisch wird dies nur, wenn einmal der Verdacht aufkommt, es gehe nicht ganz gesetzesmäßig zu. Dann stehen Strafverfolger plötzlich vor ähnlichen Irritationen.

So stellte die zuständige Staatsanwaltschaft ein Verfahren gegen mutmaßliche Eierschwindler mit der Begründung ein, die Lage sei für Nachforschungen zu unübersichtlich. Auszug aus dem Schreiben der Strafverfolger an den Anzeige-Erstatter:

"Zur Beweissicherung wäre die von Ihnen angeregte Durchsuchung der Geschäftsräume und Beschlagnahme von Geschäftsunterlagen sicherlich sinnvoll. Nach dem gegenwärtigen Ermittlungsstand kann ich jedoch nicht feststellen, wo überall eine Durchsuchung zu erfolgen hat, damit sichergestellt ist, daß wirklich alle Unterlagen der Firmengruppe über den Einkauf von Hühnerfutter und die Anzahl der gehaltenen Tiere zusammengestellt werden können. Zur Firmengruppe der Heide Legehennen GmbH in Fintel gehören offensichtlich eine Vielzahl von weiteren Tochtergesellschaften, die eng miteinander zusammenarbeiten. Allein eine Durchsuchung in Fintel kann kein aussagefähiges Ergebnis erbringen."

So ließ sich nie ganz klären, ob die Eier, die in der Karstadt-Filiale im ostdeutschen Magdeburg verkauft worden waren, wirklich von glücklichen Hühnern stammten. Die Eier der Marke "Naturwiese", ein Erzeugnis aus dem Hause Heidegold, stammten nach den Firmenangaben auf der Packung "von kleinen Farmen vom Lande", das Futter sei "frei von chemisch-synthetischen Substanzen und besteht zu hohen Anteilen aus Rohstoffen der ökologischen Landwirtschaft".

Der Freiburger Rechtsanwalt Hanspeter Schmidt hatte daraufhin die Heidegold-Chefs Friedrich Schroeder und Friedrich Behrens angezeigt. Anwalt Schmidt vertritt die Arbeitsgemeinschaft ökologischer Landbau, in dem sich die streng biologisch wirtschaftenden Verbände zusammengeschlossen haben. Etikettenschwindel schadet der Bio-Bewegung. Denn, so Schmidt: "Der Verbraucher wird hier für dumm verkauft: Er bekommt keine ökologische Ware." Die Aussagen über das Futter seien nicht korrekt, und auch die "kleinen Farmen vom Lande" auf denen die "Naturwiese-Eier" erzeugt werden, seien so klein wohl nicht: "Eine Hühnerfarm von mehr als 50.000 Hühnern ist nicht mehr klein."

Vielleicht werden solche Irritationen künftig seltener. Denn mächtige und wichtige Institutionen aus der Eier-Branche haben sich zusammengeschlossen, um Lug und Trug zu bekämpfen. Sie gründeten 1995 den "Verein für kontrollierte alternative Tierhaltungsformen", kurz KAT. Doch mit den Bio-Bauern aus der Arbeitsgemeinschaft ökologischer Landbau hat der Verein nichts zu tun. Bei den KAT-Vereinsvätern handelt es sich laut Eigenwerbung, um "maßgebliche Unternehmen der Eierwirtschaft", zu den Mitgliedern zählen zum Beispiel die Firmen Eifrisch und Gutshof-Ei.

Die haben ein echtes Interesse daran, daß der Schwindel aufhört, denn schließlich zählten sie ja auch zu den unschuldigen Opfern des

Eier-Fälschers Homann. Mit dabei sind neben einigen holländischen Hühnerfirmen auch die Leute von Gold Ei, denen die Ländli-Eier gehören, und die Firma Heidegold. Geschäftsführer des Alternativ-Vereins wurde Caspar von der Crone, ein fachkundiger Mann, der gleichzeitig Geschäftsführer des Zentralverbands des Eier-Groß- und Außenhandels ist. An kleinere Bauern dachten die Groß-Agrarier eigentlich nicht, wie schon an ihrem Aufnahmeformular ersichtlich ist, in dem die Zahl der Hennen nach Tausenden und die Eierumsätze nach Millionen Stück pro Jahr anzugeben ist. Ein besonderes Bio-Anliegen hat der Verein auch nicht, zumindest geht es aus der Satzung nicht hervor. Eine besonders tierfreundliche Haltung, Öko-futter, derlei Luxus für Hühner schreibt die Satzung nicht vor. Sie verpflichtet ihre Mitglieder im wesentlichen nur, daß sie sich an die Gesetze halten sollten, etwa die europäischen Vermarktungsnormen für Eier.

Daß das nicht sonderlich "alternativ" ist, sahen die Vereinsbosse schließlich selbst ein. Auf einen entsprechenden Hinweis des Öko-Anwalts Schmidt hin versicherte der KAT-Verein, er wolle fortan auf den Begriff "alternativ" bei seinen Bodenhaltungs- und Freilandeiern verzichten, um den "Bedenken hinsichtlich der Irreführung" von Bio-Kunden Rechnung zu tragen. Der KAT-Chef beteuerte, "daß wir an keiner Konfrontation mit der Arbeitsgemeinschaft ökologischer Landbau interessiert sind. Wir wünschen uns im Gegenteil eine Zusammenarbeit."

Die Verzichts-Erklärung datiert vom 11. Dezember 1996. Im Frühjahr 1998 waren allerdings immer noch die Pseudo-Alternativ-Eier im Umlauf, Marke Gutshof-Ei, selbstverständlich "aus kleinen Farmen auf dem Lande". KAT-Geschäftsführer von der Crone bedauert, daß die KAT-Mitgliedsfirmen immer noch die irreführenden Alternativ-Aufkleber verwenden: "Das find' ich auch nicht besonders gut." Er habe aber leider "keinen Einfluß darauf", welche Etiketten die KAT-Konzerne verwenden – vielleicht noch alte Bestände, vielleicht auch eine Neuauflage mit dem "Alternativ"-Aufdruck und dem idyllisch klingenden Herkunftsnachweis von den "kleinen Farmen auf dem Lande".

Nun ist eine gewisse Größe im Agro-Geschäft einfach erforderlich, denn es ist schwierig, mit den "kleinen Farmen" die unersättlichen Supermärkte zufriedenzustellen.

Allein Rewe, der größte deutsche Lebensmittelhändler, verkauft nach eigenen Angaben 100 Millionen Eier pro Jahr. Die können nicht von kleinen Bauernhöfen bezogen werden, bei denen zehn Hühner lustig gackern im Garten, sondern müssen bei den global operierenden Eier-Baronen mit ihren Lege-Fabriken geordert werden. Die Supermarktketten sind in einer mißlichen Lage. Jahrelang haben sie sich vergrößert, wuchsen immer weiter. So konnten sie die Preise drücken, um jeden Pfennig feilschen, immer größere Mengen ordern, bei immer weniger Liferanten. Einer seiner Kunden aus der Supermarkt-Branche, so erzählt einer der größten deutschen Eier-Barone, hatte bisher sieben Lieferanten für 50 Millionen Eier. "Jetzt will er nur noch einen", sagt der drahtige Agro-Manager, bei dem ständig das Handy piepst und die neuesten Zehntelpfennigpreise durch den Äther jagen. Ein Jammer nur, daß die Kunden das jetzt plötzlich alles nicht mehr wollen. Plötzlich zeigt Umfrage um Umfrage eine heftig anschwellende Liebe zur Natur. 89 Prozent der Befragten, so eine Studie des Möllner Sample-Instituts (jetzt: Inra Deutschland), halten die Lösung der Umweltprobleme für wichtig oder gar sehr wichtig. 70 Prozent der Kundschaft, so eine Untersuchung der Gesellschaft für Konsumforschung, seien "stark" oder "sehr stark" an Bio-Ware interessiert. Und der Natur-Trend reicht sogar bis zur Wurst, ja zur Pelle. 80 Prozent der Verbraucher geben der natürlichen Hülle den Vorzug, wie eine Umfrage ergab, die der darob erfreute "Zentralverband Naturdarm" 1997 in Hamburg bekanntgab.

Auf so viele Naturfreunde war die Food-Branche nun überhaupt nicht eingestellt.

Beispiel Ei: Nur 0,48 Prozent aller Legehennen leben in Öko-Bauernhöfen, die sich den strengen Regeln der Arbeitsgemeinschaft ökologischer Landbau unterworfen haben. Die Hühner kriegen keine vorbeugenden Medikamente ins Futter, keine Antibiotika, nur Öko-Körner, und haben im Freiland mindestens zehn Quadratmeter. Wenn alle

44 Millionen Legehennen Deutschlands plötzlich so viel Platz beanspruchten und ins Freie flöhen, bräuchten sie insgesamt 440 Quadratkilometer Fläche zum Picken und Gackern. Allein eine der in Ostdeutschland üblichen Legefabriken mit 700.000 Hennen müßte von sieben Quadratkilometern Freiland umgeben sein. Da müßte man womöglich einige Einwohner von Magdeburg oder Chemnitz evakuieren, um den Hennen aus den örtlichen Käfig-Baracken Platz zu machen.

Glücklicherweise haben die Hühnerbarone einen raumsparenden Ausweg gefunden: Sie erklärten einfach alle Hühner, die nicht im Käfig vegetieren, zu "alternativen" Hennen. Die brauchen nun nicht gleich zehn Quadratmeter. In der gewöhnlichen Bodenhaltung hat ein Huhn nur 1.430 Quadratzentimeter – etwa die Fläche von zwei DIN-A4-Seiten. In der sogenannten Volierenhaltung, bei der die Hühner auf Stangen sitzen, genügen sogar 400 Quadratzentimeter. Auch die Medikamentengaben und der Hochleistungs-Futtermix sind natürlich nicht öko, sondern industriell optimiert.

Der internationale Agro-Ausrüster Big Dutchman hat für diese fabrikmäßige Variante des "alternativen" Lebens das nötige Equipment. Zum Beispiel die, laut Prospekt, "bewährte Big Dutchman Kettenfütterung". Die Hennen müssen sich dem Fabrikalltag unterwerfen, zum Bei- spiel zu den Mahlzeiten von den Sitzstangen herabflattern und sich zur vollautomatischen Futterabgabestelle verfügen. In den riesigen Hallen nach Big-Dutchman-Prinzip ist denn auch ein reges Gackern und Flattern, denn Tausende von Hennen widmen sich da der "alternativen" Eierproduktion, fließbandmäßig: Sie legen die von ihnen erwartete Tagesproduktion pflichtbewußt in die mehrstöckige Sammelstelle, ein sogenanntes "Nest", Modell "NATURA", von dem aus das Ei dann aufs Band rollt. Denn, so der Big-Dutchman-Prospekt, "auch in der alternativen Legehennenhaltung gehört die automatische Eiersammlung heute" dazu.

Offenbar gehören auch Medikamente dazu. Das staunende Publikum erfährt davon angelegentlich von Rückstandsmessungen.

So fanden sich 1996 ausgerechnet in "alternativen" Eiern Rückstände eines Arzneimittels, das als so gefährlich gilt, daß die EU keinerlei Rückstände toleriert: Ronidazol. Das Mittel könne, so die EU-Verordnung, "in jeder Konzentration eine Gefahr für die Gesundheit des Verbrauchers darstellen". Dabei hatte sich die Firma viel Marketing-Mühe gegeben, um das Erzeugnis "Gut von Lehmden – das neue Ei" dem Verbraucher nahezubringen, und auch der Handel zeigte "riesengroßes Interesse" an dem neuen Hühnerprodukt. Walter Peuker, Geschäftsführer von Eifrisch (Jahresumsatz: 1,4 Milliarden Eier), verkündete bei der Präsentation der neuen Alternativ-Linie 1995 stolz, die Hühner erhielten "nur natürliches Futter". Nach den Ronidazol-Funden mußte er indessen einräumen: "Irgendwas ist falsch gelaufen." Vermutlich in der Futtermittelfabrik – die allerdings nicht ganz ohne Eifrisch-Kontrolle arbeitet. Einer der Eifrisch-Teilhaber gehört auch zu den Eignern der Futterfabrik. So klein ist die Welt im industriellen Eier-Kosmos.

Die "alternativen" Industrie-Hühner bringen leider auch die seriöse Bioware in Verruf: "Öko-Eier: mehr Salmonellen, Arzneimittel, Umweltbelastung", titelte im Frühjahr 1997 der Informationsdienst Eulenspiegel, ein Organ aus dem Europäischen Institut für Lebensmittel- und Ernährungswissenschaften. Denn Arzneimittel müßten "im Vergleich zur Legebatterie deutlich häufiger eingesetzt werden" – bis zum Sechsfachen des Üblichen im Käfig-Stall. Und durch den – scheinbar tierfreundlichen – Verzicht aufs Schnabelkürzen kämen in einem Stall mit 5.000 Hennen täglich 60 bis 70 Insassen "durch Kannibalismus zu Tode".

Arme Öko-Hühner, denkt mitfühlend der Esser, und ist fast schon geneigt, die herkömmliche Legebatterie als Hort der humanitären Hühnerhaltung herbeizuwünschen: Dort kann wenigstens kein Huhn dem anderen das Auge aushacken; es lebt, vieltausendfach gestapelt, für sich allein im Abteil aus Draht, schön getrennt von seinen offenbar mit Killerinstinkten ausgestatteten Artgenossen.

Indessen: Das unschuldige Huhn ist nicht von Natur aus kannibalisch veranlagt und auch nicht vom lieben Gott mit so schwacher Gesundheit ausgestattet, so daß es nur mit täglichen Pillengaben überleben kann. Die industrielle Züchtung hat Hennen hervorgebracht, die käfiggerecht klein sind und deshalb so schwächlich von Konstitution, daß sie fürs freie Leben kaum gewappnet sind. "Wenn man solche Tiere dann im Freien hält", sagte ein Hühnerhalter aus der Gegend von Paderborn zu einer Reporterin der *Woche*, dann "werden die sofort krank".

Die angeblichen "Öko-Hühner" mit erhöhtem Rückstandsrisiko und vermehrtem Salmonellenbefall, über die der Wissenschaftler vom Eulenspiegel berichtete, waren denn auch keine echten Bio-Viecher. Denn es leben ja nur jene 0,48 Prozent der bundesrepublikanischen Hühnerbevölkerung als echte Bio-Hühner nach den strengen Regeln der Arbeitsgemeinschaft ökologischer Landbau. Der Eulenspiegel-Eierforscher hatte aber von 14 Prozent Alternativ-Hennen berichtet – und diese stammen zumeist aus industriellen Alternativ-Ställen.

Verbale Kosmetik, Schönrednerei, Manipulation: Der Bio-Bluff kennt viele Methoden. Und er wird vom Staat tatkräftig unterstützt. Denn auch die Regierungen in Deutschland, Österreich und der Schweiz kennen die Sehnsucht der Verbraucher nach dem Natürlichen. So mühen sie sich eben nach Kräften, den Eindruck zu erwecken, die Bauern produzierten tatsächlich flächendeckend bio, weshalb der Kritische Agrarbericht 1998 schon die "massive Erosion der Öko-Begrifflichkeiten" beklagt.

"In Deutschland produzieren immer mehr Landwirte ihre Erzeugnisse unter ökologischen Gesichtspunkten", meldete etwa die Nachrichtenagentur AP im August 1997. Denn das Bonner Agrarministerium hatte verkündet, verschiedene "Agrarumweltprogramme" seien in Deutschland "ein Renner". Die Beteiligung der Landwirte nehme stetig zu, mit 5,2 Millionen Hektar sei nun schon ein Drittel der landwirtschaftlichen Fläche einbezogen. "Daraus schließe ich", sagte der zuständige Staatssekretär, "daß unsere deutschen Landwirte einer umwelt- und naturschutzgerechten Produktion sowie der Landschaftspflege immer größere Bedeutung beimessen." Dünger beispielsweise werde heute auf den Wiesen "eher zu knapp" ausgestreut, deswegen wüchsen, wie der Staatssekretär weiß, an vielen Stellen schon wieder "Arnika und

Weiße Küchenschelle oder Knabenkraut". Er räumte, ganz zum Schluß, allerdings auch ein, daß ein Knabenkraut noch keinen Bio-Frühling bedeutet: Nach der einschlägigen EU-Öko-Richtlinie 2092/91 werden nur 158.000 von jenen 5,2 Millionen Hektar bewirtschaftet – ganze drei Prozent.

Auch in der Schweiz, dem Land der grünen Wiesen und glücklichen Alpenkühe, sehen die Regenten die Natur bisweilen durch eine allzu grüne Brille, wie das eidgenössische Nachrichtenmagazin *Facts* im Sommer 1997 berichtete: "Das Bild vom Bioland Schweiz entlarvt sich als schlichter Bio-Betrug." Zwar hatten die Eidgenossen schon in zwei Volksabstimmungen eine ökologischere Landwirtschaft gefordert. Doch das neue Landwirtschaftsgesetz mit dem Titel "Agrarpolitik 2002" fördere weiterhin die chemische Keule. Denn der Hauptpfeiler der neuen Linie sei die "Integrierte Produktion", in der Schweiz kurz "IP" genannt. Mit "Bio" im engeren Sinn hat sie nichts zu tun, und schon gar nicht mit einem Zukunftsprojekt. Denn jetzt schon werde, so *Facts*, die "IP-Methode" von 70 Prozent der Schweizer Agrarier praktiziert – und sie dürfen dabei auch weiterhin mit der Giftspritze über die Felder fahren und großflächig Kunstdünger ausstreuen. Für den Bio-Bauern Ruedi Baumann, nebenamtlich Nationalrat der Grünen im Berner Parlament, steht denn auch das Kürzel IP für etwas ganz anderes: "Intelligänt Pschisse". Für Außerschweizer: Intelligent beschissen.

Beschiß und Betrug ist gelegentlich allerdings auch in der eigentlich giftfreien Zone, dem Biolandbau, anzutreffen. Denn mittlerweile ist der Fluch des Wachstums über die Öko-Szene gekommen. Angelockt durch hohe Profite stoßen immer mehr Landwirte und Händler dazu, denen das Ethos der frühen Jahre fehlt, die nicht aus Liebe zur Natur sich wieder hinabbeugen und Unkraut jäten, sondern die vor allem aus Freude an klingelnden Kassen dem neuen Trend folgen. "Wo der Preisabstand so hoch ist, da ist natürlich auch der Anreiz besonders groß, irgendwas zu manipulieren", sagt der Öko-Marktexperte Professor Ulrich Hamm von der Fachhochschule Neubrandenburg. Das grämt mittlerweile auch die offiziellen Öko-Verbände wie den Verein

BioSuisse, der das Schweizer Bio-Label vergibt, die begehrte Knospe: "Wir haben nichts gegen Neueinsteiger, die das Gedankengut des Biolandbaus übernehmen – nur gibt es vermehrt Schlitzohren, denen es um die Maximierung des finanziellen Ertrags geht", sagte BioSuisse-Präsident Ernst Frischknecht zu Reportern des Magazins *Facts*. Das Blatt zog daraus den Schluß: "Das Wachstum des Biomarktes schadet dem guten Biolandbau mehr, als die Bioförderer noch vor zwei Jahren angenommen hatten."

Denn BioSuisse-Kontrolleure deckten in jüngster Zeit Hunderte von Verstößen auf, darunter auch einige so schwerwiegende, daß den Bio-Schwindlern das Knospen-Label aberkannt werden mußte. Ein Bauer aus dem Kanton Zug beispielsweise hatte seine ganz normalen Hühner auf dem Bio-Markt verkauft. Als der Öko-Verband daraufhin bei diesem Kollegen eine Hofbesichtigung veranstaltete, entdeckten die Kontrolleure, daß der Mann nicht nur unökologisch, sondern sogar illegal gearbeitet hatte: "Auf dem Hof standen überall verbotene Hilfsstoffe herum", berichtete einer der Inspektoren. Ein Berner Biobauer machte sich gar, wie Recherchen ergaben, der Tierquälerei schuldig: Im September 1996 mußten die Verbandsinspektoren auf dem Hof des Kollegen 15 Kühe befreien. Viele waren unterernährt, einem Jungrind war der Strick am Hals eingewachsen. Ein Tier mußte gar umgehend eingeschläfert werden.

Der etwas nachlässige Umgang mit den Bio-Prinzipien ist freilich keine Schweizer Spezialität: So kritisierte schon 1994 das Magazin *bioland*, daß manche Landwirte etwas sorglos mit Medikamenten umgehen und "einfachheitshalber Antibiotika aus der Stallapotheke" geben, wenn sommers die Milch zu viele Keime enthält: "Hier geht", mahnte das Magazin, "unser ökologischer Anspruch und der Wille des Verbrauchers verloren."

Nun sind diese Lumpereien der Bio-Betrüger natürlich peanuts gegenüber den Gepflogenheiten im globalen Agro-Business. Auch waren nur bei 45 von insgesamt 3670 Betrieben die Mängel so schwerwiegend, daß BioSuisse ihr Label verweigert hat. Sie deuten allerdings darauf hin, daß eine gewisse Annäherung stattfindet: Zu den Bio-pionieren, den Nährständlern mit besonders hohem moralischen Anspruch, gesellen sich bauernschlaue Kollegen, die vor allem an den höheren Erlösen interessiert sind.

Marktanteilsmäßig und auch nach Zahl der Betriebe bilden die Bio-bauern allerdings immer noch eine Randgruppe, und so fallen auch die moralischen Verfehlungen nicht so sehr ins Gewicht.

Der Vorsprung der etablierten Agrarier ist nach wie vor gewaltig, auch bei Betrügereien und krummen Geschäften.

2.

Dunkle Ställe

Legal, illegal: In den Grauzonen der Lebensmittelproduktion
Wie schwäbische Blasmusiker einmal einen Sauerkrautfälscher
enttarnten / Die Schleichwege der Fleischmafia: Über verschlungene
Wege ins Supermarktregal / Gefährliche Arzneien: Warum der Bauer
nicht immer weiß, was seine Kälber futtern

Die Blasmusik gilt als volkstümlich, ja bodenständig. Moderne Blasmusiker aber kommen herum in der Welt, sie reisen auch in ferne
Länder. So kamen schwäbische Blasmusiker einst auf einem Ausflug
bis Ungarn. Dort besichtigten sie, zwischen ihren Auftritten, eine
Sauerkrautfabrik im Städtchen Vécses.
Zu ihrer großen Überraschung sahen sie dort ganze Paletten voller
Sauerkrautdosen mit deutschem Etikett. Und weil die Musikanten aus
dem Städtchen Winnenden bei Stuttgart kamen, kam ihnen der Hersteller sehr bekannt vor: Auf den Dosen mit dem Ungarn-Kraut prang-
te groß der Name Manz. Der war den Schwaben geläufig: Der Manz
war, bis dahin, als Hersteller schmackhaften Krauts von den Fildern
bekannt, jenem ausgedehnten Kohl-Anbaugebiet beim Stuttgarter
Flughafen. "Jetzt wissen wir wenigstens wo's Filderkraut herkommt",
scherzte damals Erich Hirschmann, der Vorsitzende des Musikvereins.
So ist das aus der *Stuttgarter Zeitung* überliefert.
Leider stieß das eingedeutschte Kraut nicht überall auf solch heitere
Gelassenheit. An der Grenze im bayerischen Bad Reichenhall jedenfalls stoppte ein Zöllner einen Sauerkrautlaster der Firma Manz,

wegen "irreführender Herkunftsangaben auf den Etiketten". Staats-anwälte nahmen die Ermittlungen auf, der Sauerkrautfälscher Her-mann Manz wurde angeklagt und zu fünf Jahren und neun Monaten Haft verurteilt, wegen fortgesetzten Subventionsbetrugs in Höhe von insgesamt 4,3 Millionen Mark.

Das war 1988: Ein früher Fall von Fälscherei, der indessen nicht der letzte bleiben sollte. Denn wo üppige Profite locken, wird geschwin-delt, geschmuggelt und betrogen. Wie der Fall des Sauerkrautfälschers Manz zeigt, sind die traditionellen Agro-Industriellen keineswegs mit höherer Moral gesegnet als die neuen Öko-Schwindler. Es scheint eher, als ob der herkömmliche Nährstand infolge längerer Übung und höherer Marktanteile auch bei den nicht ganz legalen Geschäften einen Vorsprung hätte.

Lug und Trug grassieren weltweit, von Tokio bis zum Bodensee. Im Frühjahr 1996 untersuchten japanische Zollbehörden verschiedene Lieferungen von Makrelen aus Europa. Doch in den Kisten fand sich statt dessen Walspeck, 60 Tonnen insgesamt, der war illegal importiert worden über eine norwegische Briefkastenfirma. Im gleichen Jahr verwandelte sich Wildschweinfleisch aus Polen auf dem Weg in deutsche Supermärkte auf wundersame Weise in Hirsch – zwecks Umgehung eines Importverbots, das wegen der Schweinepest ver-hängt worden war. Antilopenfleisch wiederum, als solches durchaus schmackhaft, wird schon mal zugunsten der Vorlieben deutscher Genießer zu Reh umgewidmet. Zehn Prozent aller Rehkeulen und rücken, die 1996 bei Routinetests in Baden-Württemberg überprüft wurden, entpuppten sich als Afro-Ware, zum Beispiel Gazelle. Und 1994 flog eine Firma vom Bodensee auf, die 475 Tonnen holländischer und italienischer Äpfel als "Bodenseeobst" verkauft hatte, der Chef bekam elf Monate auf Bewährung.

Eine besondere Rolle spielt, wie sich in solchen Fällen zeigt, häufig die ehrbare Schweiz. Bei mehr als der Hälfte aller Zollbetrügereien mit einem Gesamtumfang von 40 Milliarden Mark waren nach Er-kenntnissen von EU-Behörden eidgenössische Firmen beteiligt. Die

Schweiz ist, wie die *Neue Zürcher Zeitung* schrieb, "gewissermaßen das ideale Umgehungsland für EU-Zölle".

Doch auch Helvetien selber ist das Ziel von Schmuggelbanden: Im Herbst 1996 flogen illegale Importeure auf, die in einem umgebauten Wohnmobil fast 50 Tonnen Fleisch von Österreich eingeschmuggelt hatten. Die Beilagen kommen bisweilen auf ähnlichen Wegen; so schafften von 1994 bis 1996 kriminelle Händler 2.165 Tonnen Gemüse aus Italien ins Land. Die Grenzen sind offenbar so löchrig wie der berühmte Schweizer Käse – der im übrigen ebenfalls zur Gewinnung krimineller Profite beitragen kann: 1997 mußte die Zentrale Schweizerische Vermarktungsstelle 6,2 Millionen Franken an den französischen Fiskus nachzahlen, weil sie zehn Jahre lang Käse falsch deklariert und damit Zölle umgangen hatte.

Die öffentliche Empörung hielt sich in diesen Fällen in Grenzen. Es ist ja auch letztlich egal, ob man Hirsch oder Wildschwein, Antilope oder Reh ißt. Und ob Bodenseeobst besser schmeckt als italienisches oder holländisches, ob es gar gesünder ist, das ist sehr die Frage.

Bedenklicher erscheinen kriminelle Machenschaften, wenn die Gesundheit ins Spiel kommt, und vor allem, wenn die Furcht vor dem Rinderwahn genährt wird durch illegale Einfuhren.

Im Jahr 1997 zeigte sich, wie die illegalen Warenströme zu einer möglichen Gefahr für die Gesundheit werden können. Und es zeigte sich auch, daß im ehedem harmlos erscheinenden Schiebergeschäft internationale Organisationen mit erheblicher krimineller Energie aktiv sind.

Aachener Zollfahnder deckten Anfang des Jahres einen zunächst eher unspektakulären Subventionsbetrug mit ostdeutschen Rindern auf: Sie litten an Leukose, einer für Menschen unschädlichen Blutkrankheit. Ein mit Haftbefehl gesuchter belgischer Viehhändler hatte die Tiere auf dem Papier in hochwertiges Zuchtvieh verwandelt und Subventionen in Höhe von 6,5 Millionen Markt erschwindelt.

Im Sommer 1997 zeigte sich, daß eine unerwartete Verbindung besteht zwischen internationalen Kriminellen und den ganz gewöhnlichen Supermärkten.

Über 2.000 Tonnen BSE-verdächtigen britischen Rindfleischs waren illegal auf den europäischen Markt gelangt, belgische Zeitungen berichteten von 10.000 Tonnen, und die Vorsitzende des BSE-Kontrollausschusses im Europaparlament, Dagmar Roth-Behrendt (SPD), meinte gar: "Es könnte noch viel mehr sein." Und sie wußte auch, wer hinter den Schiebereien steht: "Das ist organisierte Kriminalität. Die reicht von Großbritannien über Belgien nach Rußland." Eine sehr verschlungene, auf vielen Wegen verdunkelte Verbindung führt allerdings in deutsche Supermärkte. Eine Verbindung, bei der irgendwann die Legalitätsgrenze überschritten wurde. Wie im Falle der Schwindel-Eier schafften es die Kriminellen, die BSE-verdächtige Ware aus der Sphäre des Ungesetzlichen in den seriösen Raum zu befördern, über eine Grauzone, in der nur schwer auszumachen ist, wo die Kriminellen agieren und wo die ehrbaren Kaufleute.

Daß die Supermärkte ihren Nachschub mitunter aus Quellen beziehen, deren Seriosität nicht über jeden Zweifel erhaben ist, erfuhr das Publikum bei dieser Gelegenheit, und auch, daß die Behörden über jene Grauzonen des Lebensmittelmarktes nicht immer im Bilde sind.

So ereiferte sich Günter Dickhaut, der Vorsitzender des bayerischen Fleischverbandes ist: "Die in Bonn wissen gar nicht, was die deutsche Fleischmafia treibt." Über 620 Tonnen britischen Beefs waren nach Deutschland gelangt, über einen Hamburger Importeur. Und plötzlich zeigte sich, welche Warenströme, ansonsten unsichtbar, den Kontinent durchziehen.

Eine Fabrik in Dresden etwa erhielt 67 Tonnen, verarbeitete sie zu Wurst und schaffte die Produktion komplett nach Usbekistan. Zehn Tonnen Briten-Beef verarbeitete ein Betrieb in Bielefeld zu Fleischwurst – und verkaufte sie bundesweit. Ein Unternehmen in Stuhr bei Bremen verarbeitete vier Tonnen zu Labskaus und verkaufte die 8.100 Dosen an ein Hamburger Handelsunternehmen. Einen Teil konnten die Behörden noch festhalten, doch 1.700 Dosen waren schon an die Supermärkte gegangen.

Die Behörden warnten daraufhin vor diversen Labskaus-Erzeugnissen – von deren Existenz und Vielfalt die Süddeutschen bislang gar nichts wußten: "Original Langbein Labskaus", "Reinekes Labskaus", "Labskaus Exquisit", "Altländer Labskaus", "Uwes Labskaus", "Labskaus zum Krabbenfischer". Immerhin konnten die norddeutschen Labskauserzeuger ordentlich nachweisen, welche Marken möglicherweise Briten-Beef enthielten. Das Fleisch hingegen, das über einen Augsburger Händler in der Frankfurter Großmarkthalle verkauft wurde, war nicht mehr zu identifizieren: Die Würste wurden irgendwie an irgendwen verkauft, die Ware sei, so stellte ein Veterinär aus dem Ministerium fest: "Ohne Papiere über die Theke gegangen."

Die "Schleichwege der Fleischmafia", notierte die *Süddeutsche Zeitung*, sind verworren. Es war nicht einmal klar auszumachen, ob das Fleisch direkt aus Großbritannien oder aus Irland oder eher aus Frankreich gekommen war. Vielleicht auch aus den Niederlanden. Dort waren schon im Frühjahr 1.600 Tonnen aus dem Vereinigten Königreich gelandet, unter Mitwirkung belgischer Firmen. Denn schon 1994 hatten sich belgische Unternehmen von zweifelhaftem Ruf an illegalen Geschäften beteiligt. Damals war Fleisch aus Osteuropa durch verschiedene Länder gekarrt worden, angeblich, um es nach Afrika zu exportieren. Unterwegs wurde es jedoch gegen Schlachtabfall umgetauscht – den Abfall bekamen dann die Afrikaner, die Europäer das Ost-Fleisch. Ein Konglomerat verschiedener, häufig die Firmennamen und Eigentumsverhältnisse wechselnder Firmen ist, wie die belgische Zeitung *De Morgen* berichtete, auch in den illegalen Handel mit Masthilfsmitteln verstrickt. Die Mafia scheut dabei vor Mord nicht zurück: Der belgische Tierarzt Karel Van Noppen wurde 1995 von einem Berufskiller ermordet, weil er den Hormonhändlern auf die Spur gekommen war. Die Behörden in mehreren europäischen Ländern ermittelten daraufhin gegen die mafiöse Vereinigung, die 1996 über 1000 Tonnen Hormon-Fleisch aus den USA importiert und sich daneben dem profitablen Geschäft mit BSE-verdächtigem britischem Embargo-Fleisch zugewandt hat.

Der Rinderwahn hat, ironischerweise, den großen Vorzug, daß das Publikum regelmäßig staunenswerte Details aus dem Fleisch-Fach erfährt. So fragte die *Süddeutsche Zeitung* Ende Februar 1998 ihre

Leser: "Wo zum Teufel steckt Anita?" Sie meinte ein Rindvieh, das, BSE-krank, am 3. Februar 1995 aus der Schweiz nach Bayern gekommen war. Das Leben von Anita ist recht genau dokumentiert, so war der Öffentlichkeit beispielsweise bekannt, daß die Kuh von ihrem bayerischen Besitzer in "Maise" umbenannt wurde. Auch blieb ihr Liebesleben nicht verborgen, dank der *Süddeutschen Zeitung*: "Maise zum Beispiel soll bereits drei Monate nach ihrer Ankunft in Bayern ein oberflächliches Techtelmechtel mit dem Bullen Rahan Nr. 60.149 gehabt haben." Auch habe sie, "wie die Papiere sagen, dem Rahan zwei gesunde Buben geboren", jene aber rabenmuttermäßig vernachlässigt, denn schon "wenige Monate nach deren Geburt standen die Zwillinge bereits brutal voneinander getrennt in anderen Ställen."

Das Weltblatt nahm sich der Vorgänge in den Ställen, drei Jahre nach Anitas Einwanderung, deshalb so detailfreudig an, weil im Februar 1998 plötzlich herauskam, daß Anita gar nicht Anita war. Das Schweizer Bundesamt für Veterinärwesen hatte Gehirnproben untersucht und festgestellt, daß das Rind zweifelsfrei BSE-krank, daß es aber "sicher nicht die Anita" war, wie Marc Vandevelde, BSE-Experte an der Universität Bern, sagte. Irgendwie hatte das Tier wohl seine Ohrmarke verloren.

In gewisser Weise hatte der Präsident der Deutschen Landwirtschafts-Gesellschaft (DLG), Philip Freiherr von dem Bussche, schon recht, als er, im Hinblick auf die Rinderseuche BSE, Anfang 1998 meinte: "Gerade über die Tierproduktion wissen die Verbraucher noch viel zu wenig." Ob mehr Aufklärung allerdings die Skepsis im Publikum schwinden läßt, wie Bussche hofft, scheint fraglich. Denn die unschönen Praktiken sind ja nicht auf ferne Länder wie Großbritannien beschränkt, und nicht nur die mörderische Mafia aus Belgien neigt zu ungesetzlichen Taten.

Oft sind es ganz normale Landwirte, und manchmal können sie, so beteuern sie, nicht einmal etwas dafür, daß in ihrem eigenen Stall Verbotenes geschieht. Denn die Agro-Industrie hat, was das Vertrauen nicht direkt befördert, Verhältnisse geschaffen, die undurchschaubar sind und kompliziert. Da ist nicht immer klar, wer der Bösewicht ist, wen die Strafverfolger ins Gefängnis stecken können.

Jenes Häuschen im Westfälischen zum Beispiel in einem Dorf im Landkreis Borken, sieht hübsch aus, wie eines von anständigen Leuten. Am Waldesrand ist es gelegen, mit Klinkern verputzt, im Vorgarten blühen Blumen und Büsche, eine kleine Sitzgruppe lädt zum Verweilen ein. Hier wohnt der Bauer mit seiner Familie. Das Gebäude dahinter ist kaum zu sehen: ein länglicher Bau ohne Fenster, schmutzig braun. Das sieht weniger wohnlich aus: Es ist der Stall, hier leben die Kälber. Von ihnen ist indessen nichts zu sehen; sie sind eingesperrt in dauernder Dunkelhaft, dicht an dicht in kleinen Boxen.

Den Behörden ist das unauffällige Anwesen ein Begriff: Bei Kontrollen fiel auf, daß die Kälber aus diesem Stall mit einem illegalen Medikament behandelt worden waren, einem hochwirksamen Breitbandantibiotikum. Bei Menschen wird es nur im äußersten Notfall eingesetzt, bei Typhus etwa oder Hirnhautentzündung. Denn das Mittel hat, zumindest bei empfindlichen Leuten, erhebliche Nebenwirkungen. Es kann gar, in extremen Fällen, zum Tode führen. Die Schätzungen schwanken, wie viele Menschen zu den Empfindlichen zählen. Manche Mediziner meinen, einer unter 10.000 Einwohnern, andere sagen, einer von 200.000.

Das Medikament namens Chloramphenicol (CAP) kann die Bildung von roten Blutkörperchen im Knochenmark stören und die sogenannte aplastische Anämie auslösen. Neugeborene, die das Präparat nicht abbauen, können am sogenannten "Grey-Syndrom" erkranken: Sie färben sich grau und sterben im ungünstigsten Fall an Herz-Kreislauf-Versagen. Überdies steht CAP im Verdacht, Föten im Mutterleib sowie das Erbgut zu schädigen. Die Weltgesundheitsorganisation hat in einer Studie zahlreiche Fälle dokumentiert, in denen das Arzneimittel unheilvolle Folgen hatte: Eine 73jährige Frau, die lediglich am Auge behandelt worden war, starb binnen zwei Monaten. Ein Patient erkrankte, 23jährig, nach zwölf Tagen infolge der CAP-Behandlung an aplastischer Anämie und starb wenig später. Ein sechsjähriges Mädchen bekam vier Tage lang die tückische Arznei, erkrankte unmittelbar darauf an aplastischer Anämie und ein halbes Jahr später an Leukämie.

Zwar sind diese schrecklichen Folgen nach direkter Behandlung mit dem Medikament eingetreten. Doch wissen die Ärzte nicht, welche Dosis welche Wirkungen hat. Deshalb ist auch völlig unklar, ob auch Reste von CAP in Lebensmitteln wie etwa Fleisch ähnlich gravierende Auswirkungen zeitigen können. Die Europäische Union hat deshalb beschlossen, daß Lebensmittel keinerlei Rückstände davon enthalten dürfen, weil sie "in jeder Konzentration eine Gefahr für die Verbraucher darstellen."

Den Landwirten fiel der Abschied von dem nunmehr zum Tabu erklärten Mittel dennoch schwer. Sie gaben es ihren Tieren gern im Winter, gegen Erkältungsfolgen wie Bronchitis. Auch nachdem das Verbot im August 1994 in Kraft getreten war, wurden immer wieder Spuren davon gefunden: im ersten Halbjahr 1995 in Kalbsproben, in Fleisch von Rindern, Schafen, Kühen, Schweinen. Bei bundesweiten Routineuntersuchungen waren 15,6 Prozent aller Kalbfleischproben CAP-positiv, bei Schweinen, die in hessischen Schlachthöfen untersucht wurden, immerhin 8,3 Prozent, in Schleswig-Holstein gar 19,4 Prozent. Und selbst im Januar 1996 waren bei Stichproben noch zehn Prozent der Kälber belastet. Deutschlands oberste Verbraucherschutzbehörde, das Berliner Bundesinstitut für gesundheitlichen Verbraucherschutz und Veterinärmedizin, schlug Alarm, nachdem sie die "breitgestreute mißbräuchliche Anwendung" festgestellt hatte, und warnte vor der "nicht auszuschließenden Gesundheitsgefährdung" der Verbraucher.

Viele Landwirte waren von dem Bann gegen die bewährte Medizin aber nicht sehr begeistert. Franz B., Bauer aus Westfalen: "Chloramphenicol war eins von den besten Medikamenten, die's gab. Sowas nehmen die vom Markt. Die sind ja bekloppt."

Franz B. sieht nicht sehr gesund aus, er hat fleckige Haut, Übergewicht. Sein Wohnzimmer ist, selbst im Winter, oft abgedunkelt. Auch seine Kälber leben, wie bei jenem Hof am Waldesrand ganz in der Nähe, dauernd im Dunkeln. Als, nach dem Verbot, in seinem Stall 50 Proben positiv waren, wurden gleich 500 Kälber abtransportiert.

Dabei fühlt er sich gar nicht unbedingt verantwortlich, denn bei ihm kommt jede Woche ein Lastwagen aus Holland und bringt Futtermittel fürs Vieh: Franz B. ist ein sogenannter Lohnmäster, vermietet gewissermaßen nur die jeweils eineinhalb Quadratmeter, auf denen ein Kalb steht.

Das ist hier im Westfälischen, nahe der holländischen Grenze, häufig so, sagt ein anderer Bauer. Johannes K., der auch nicht wirklich so heißt, ist ein freundlicher, älterer Herr aus dem Nachbardorf, dessen Kälber ebenfalls CAP im Blut hatten. Er selbst, sagt K., könne aber nichts dafür: "Wir kriegen die Kälber gebracht, wir kriegen das Futter gebracht, und wir kriegen die Medikamente gebracht." Auch die Tierarztrechnungen werden über Holland abgewickelt. Ganz in der Nähe, an der Bundesstraße, hat die holländische Firma eine Filiale. Die ist meist verwaist. Leben kehrt vor allem dann ein, wenn die Kälber hier umgeladen werden. Wenn die holländischen Tiere dann, im Westfälischen, gemästet worden sind, mit holländischem Futter, holländischen Medikamenten, nach holländischen Regeln, dann hat sich ihre Staatsangehörigkeit übrigens wundersam geändert: "Dann sind das praktisch Deutsche", sagt der zuständige Veterinär von der Arzneimittelüberwachung in der nahen Kreisstadt.

Die Verhältnisse sind ziemlich kompliziert geworden im Nährstand. Der Bauer wohnt wohl noch auf dem Lande, er ist auch noch, irgendwie, erdverbunden. Doch für sein Tun übernimmt er nur noch beschränkte Haftung. Er ist nicht mehr der Bauer, der im Märzen sein Rößlein einspannt, der fest verwurzelt ist mit seiner Scholle. Er ist oft nur noch ein Rädchen im agro-industriellen Komplex, einem weltumspannenden Business, das Tiere und Pflanzen "produziert" statt Waschmaschinen und Autos. Und das äußerst effektiv: Kaum ein Industriezweig hat seine Produktivität so gesteigert wie die Agro-Industrie. Die europäische Landwirtschaft hat ihre Erträge der Rinderhaltung in den letzten 40 Jahren verdoppelt, die Weizen- und Schweineproduktion verdreifacht, die Maisernte gar um das 13fache erhöht. Ein einziger Landwirt ernährt heute, kaum vorstellbar, 60 Menschen.

Sein Tun ist daher von allergrößtem Nutzen.

Bedenklich ist indessen, wenn er für sein Handeln keine Verantwortung mehr übernehmen kann, wenn er nicht mehr Herr ist im eigenen Haus, keine Kontrolle hat über das, was im Stall passiert. Denn in der High-Tech-Landwirtschaft hat der Bauer eine Bedeutung, die er früher nie hatte. Er wirkt auf seine Umwelt in einem Maße ein wie nie zuvor in der Geschichte. Er richtet dabei wachsenden Schaden an. Sein Tagwerk wird mehr und mehr zum Risiko, für die Umwelt, für die Gesundheit der Tiere, und oft auch für die Gesundheit der Menschen.

3.

Süßer Mist

Die Hochrisiko-Landwirtschaft

Offene Wunden und eine schleichende Persönlichkeitsveränderung:
Die Wirkungen der rätselhaften Algen / Wie kommt das Geflügelvirus
zu den Pinguinen am Südpol? / Weshalb der muskelstarke Eber im
Stall bloß den Animateur spielt / Die Hamburger-Epidemie in
Amerika

Howard Glasgow zeigte seltsame Persönlichkeitsveränderungen. Er
wurde immer vergeßlicher, unerklärliche Stimmungsschwankungen
bemächtigten sich seiner, mitunter hatte er Wutausbrüche aus nich-
tigem Anlaß.

Die Gründe lagen anfangs völlig im Dunkeln. Glasgow war damals
37 Jahre alt und Wissenschaftler an der North Carolina State University im us-amerikanischen Raleigh. Die merkwürdigen Symptome
begannen im Jahre 1993. Wenn ihn seine Frau Aileen morgens, bevor
er ins Büro ging, bat, doch Milch mitzubringen, hatte er abends nicht
nur die Milch vergessen, sondern auch das morgendliche Gespräch.
Das war indessen kein Zeichen für eine neue Lässigkeit im Leben des
peniblen Wissenschaftlers, sondern ein Merkmal jenes schleichenden
Wesenswandels. Wenn er abends spät nach Hause kam, weckte er
schon mal seine Frau auf und erregte sich über ein "nicht ordnungs-
gemäß aufgewickeltes" Staubsaugerkabel. Hinzu kamen körperliche
Reaktionen: Er bekam Kopfschmerzen und Hautausschläge, ihm
wurde schwindlig. Schließlich kamen noch Infektionen dazu, offene

Wunden am ganzen Körper von bis zu zwei Zentimetern Durch-
messer.

Glasgow arbeitete damals an der Erforschung einer aggressiven Alge.
Und diese war, wie sich bald herausstellte, mit einiger Sicherheit der
Auslöser seines Leidens.

Denn als er im Dezember 1993 ein Aquarium öffnete, in dem eine
Algenkolonie schwamm, spritzte Wasser auf seine Unterarme. Sofort
begann dort die Haut zu brennen, es folgte ein heftiger Ausschlag.

Das war das letzte, woran er sich später erinnern konnte. Er verließ
das Büro, irrte stundenlang in der Stadt herum, kam, wie er sagte, "wie
im geistigen Nebel" zu Hause an. Am nächsten Morgen erschienen
ihm die Buchstaben in der Zeitung wie Hieroglyphen.

Weil Fische in der nahen Bucht massenhaft starben und Fischer von
ähnlichen Symptomen berichteten wie der junge Wissenschaftler,
wurde von Kollegen der Universität die Alge Pfiesteria piscida als
Krankheitsauslöser identifiziert. Die Forscher fanden auch bald heraus, weshalb sich die Alge so vehement ausbreitete: Sie hatte Nahrung
im Überfluß – dank der Abwässer aus der industriellen Schweineproduktion. Mit zehn Millionen Schweinen liegt der US-Staat North
Carolina auf Platz 2 der US-Produktionsstatistik. Und nicht nur die
Küsten wurden überdüngt, auch die Felder: 9,5 Millionen Tonnen
Gülle jährlich trieben die Nitratbelastung der Trinkwasserbrunnen so
in die Höhe, daß 30 Prozent von ihnen, lägen sie in Deutschland,
wegen Grenzwertüberschreitung stillgelegt werden müßten.

Die Behörden allerdings waren, trotz wissenschaftlicher Nachweise
und massiver Petitionen von Betroffenen, nicht bereit, den Agro-Aus-
stoß als Ursache für die Algenverseuchung der Küste anzuerkennen:
"Fische sterben aus allerlei natürlichen Gründen", so die Einschätzung
offizieller Stellen.

Der Fall, über den die *New York Times* und die deutsche Zeitschrift
mare in ausführlichen Reportagen Anfang 1997 berichteten, ereignete
sich in den USA. Doch auch in Deutschland und Europa mehren sich
Nachrichten über die schädlichen Nebenwirkungen der Agro-Industrie.

Die Landwirtschaft, eigentlich berufen, Leben zu erhalten, Lebensmittel zu erzeugen, richtet sich, in ihrer industrialisierten Form, mehr und mehr gegen das Leben. Die aggressive Form der Naturausbeutung richtet die Natur zugrunde.

In den Augen des Publikums wird die Agro-Branche gar zu einer mörderischen Branche. Dafür sorgen jene Bilder von Kühen, die in Brennöfen verenden, ungenießbar geworden, ein lebensgefährliches Risiko, wie viele glauben. Von Schweinen, die vieltausendfach getötet und von Baggern abtransportiert werden, von gequälten Hühnern, Hähnchen, Puten. Ein krankes System, das mehr und mehr Krankheiten produziert und sich, ironischerweise, zuletzt auch gegen sich selber richtet.

Denn, wie in der Auto-Industrie, war die Steigerung der Produktivität im Nährstand nur unter heftigem Einsatz von Maschinen und Energie möglich. Der Einsatz von Strom, Benzin und Diesel hat sich in der Landwirtschaft von 1950 bis 1990 verfünffacht. Die Agro-Industrie befindet sich, als Klimaschädling, in bester Gesellschaft mit Kraftwerken, Großindustrie und Verkehr. Bei Distickstoffoxid, einem Treibhausgas, ist die Landwirtschaft in Deutschland mit 86.000 Tonnen zu 40 Prozent am Gesamtausstoß beteiligt (Stand: 1994). Der Stoff heißt, volkstümlich, Lachgas. Besonders viel Lachgas produzieren nach einer Studie der Universität Göttingen stark gedüngte Kartoffeläcker: Kippt der Agrarier dort 150 Kilo Dünger auf einen Hektar, strömen davon 25 Kilo Lachgas in die Luft. Das trägt zwar nur sechs Prozent bei zu den 1,1 Milliarden Tonnen an Treibhausgasen. Aber es hält sich besonders gut in der Atmosphäre: 120 Jahre.

Die deutschen Landwirte richten durch den Einsatz von Pestiziden auch erheblichen materiellen Schaden an. Die 30.000 Tonnen an Giften, die alljährlich in Deutschland gegen Unkraut, Pilze, und Schädlinge versprüht werden, verursachen nach einer Studie des Agrarökonomen Hermann Waibel im Auftrag des Bundeslandwirtschaftsministeriums einen Folgeschaden von 250 Millionen Mark, unter anderem durch die Vergiftungen bei Honigbienen oder die Wiederaufbereitung des belasteten Trinkwassers.

"Hochrisiko-Landwirtschaft" nennt dies Bertrand Hervieu, For-schungsdirektor am Centre d'études de la vie politique français (Cevi-pol) in Paris. In einem Aufsatz im "Kritischen Agrarbericht 1997" for-dert er, das "Agrarmilieu" solle endlich die Folgen seiner riskanten Unternehmungen beachten und, beispielsweise, "die Frage der Trink-wasserversorgung nicht einfach ignorieren".

Denn beim Nitrat-Ausstoß ist die Landwirtschaft einsame Spitze: 82 Prozent aller Nitrat-Gaben in den Böden stammen vom Kunst-dünger. Hinzu kommt: Gift. Nach einer Statistik der Welternährungs-organisation FAO wurden 1995 weltweit für 24 Milliarden Dollar Schäd-lingsbekämpfungsmittel und für 29 Milliarden Pestizide verkauft. Das verteilte sich überall auf dem Globus: 100.000 Tonnen beispielsweise lagern als bedrohlicher Giftmüll in den Entwicklungsländern. In mü-hevoller Kleinarbeit müssen die gefährlichen Chemikalien beseitigt werden. 1997 haben FAO-Trupps damit begonnen, in Sambia und auf den Seychellen 370 Tonnen Pestizid-Gifte zu beseitigen und zur Ver-brennung nach Europa zu bringen. Die Pestizide greifen nicht nur die Schädlinge an, die Pflanzen bedrohen. Sie sind auch eine Gefahr für die Menschen. Mindestens 5,6 Prozent aller Krebsfälle seien in sei-nem Land auf die sogenannten Pflanzenschutzmittel zurückzuführen, meint der belgische Krebsforscher Eric Pluygers in einer Studie für den Deutschen Naturschutzring. Die Agro-Lobby hielt allerdings da-gegen. Die Zahlen seien "schlichtweg falsch", konterte das Institut für Landwirtschaft und Umwelt: Die Pflanzenschutzmittel würden vor der Zulassung eingehend getestet.

Dabei verteilen sich die Gifte rund um den Globus, selbst menschen-leere Gebiete fernab landwirtschaftlicher Hochrisikogebiete sind betroffen bis hin zur Arktis. Nach Messungen im Rahmen des "Arctic Monitoring and Assessment Programme" sind die Bewohner der Nordpolregion sogar Mitteln ausgesetzt, die in vielen Industrie-ländern längst verboten sind, DDT und Lindan beispielsweise. Kinder dort sind mit bis zu zehnmal so hohen Konzentrationen dieser Gifte belastet wie ihre Altersgenossen in den südlichen Zonen Europas. Bei

Eisbären, Fischen und Vögeln wurden Konzentrationen gemessen, die zu Immunschäden und Fortpflanzungsstörungen führen können.

Das andere Ende der Welt, der Südpol, bekommt ebenfalls die Folgen der Turbo-Landwirtschaft zu spüren: Pinguine sind dort neuerdings durch ein Geflügelvirus bedroht, das "Infectious Bursal Disease Virus". Der Erreger ist, so das Wissenschaftsmagazin *Nature* im Mai 1997, "in der Geflügelindustrie der nördlichen Hemisphäre fast überall verbreitet". Geflügelabfälle sind, vermutet das Magazin, die Quelle für die Kontamination in der Antarktis. Vögel könnten das Virus weiter verbreitet haben, in der Südpolregion wurde es vermutlich durch Menschen eingeschleppt. Besucher der Pinguin-Kolonien dort unten, Wissenschaftler und Touristen, müssen sich deshalb fortan vor Betreten des Eises saubere Stiefel anziehen und frische Kleidung.

Von einer Trendwende ist nicht viel zu spüren. Bei Agro-Ausstellungen wie der weltgrößten Landwirtschaftsschau, der Messe "Euro-Tier" in Hannover, sind die Zukunftstrends zu besichtigen: riesige, mehrstöckige Hühnerkäfigbatterien, Ausbrütmaschinen, Schlachtanlagen fürs Federvieh, an denen zu Demonstrationszwecken halbausgeweidete Plastik-Hühner hängen. Auch lebende Objekte sind zu sehen, zu riechen, zu hören.

Dieser Eber beispielsweise. Schon von weitem ist er zu orten, dank seines unschönen Duftes. Dann ist das Schwein zu hören, es quiekt erbärmlich. Schließlich ist der Eber zu sehen: In seinem Schau-Stall steht er, fast unbewegt. Er ist eigentlich kein Schwein, sondern ein überlanger Kotelettstrang, der auf Schweinshaxen steht. Hinten zeigt er zwei ausgeprägte Ausbeulungen, den Hinterschinken. Das ist kein Tier eigentlich, sondern ein lebendes Rohstofflager für Fleischwaren. Zumindest die Fleischwarenhersteller erfreuen sich an diesem Wesen. Das Pietrain-Schwein ist, laut Prospekt, "augenblicklich die begehrteste Schweinerasse der Welt". Eigentlich ist das Tier eine belgische Konstruktion, aber auch der deutsche Zuchtverband Nord-West hat diverse Exemplare im Angebot, die sind laut Prospekt "großrahmig und lang", mit "ausgeprägter Bemuskelung". Wer den als Super-Samenspender nicht möchte, kann auch einen anderen Marken-Eber nehmen, etwa den "PIC-Hybrideber 416". Der ist "sprunggetestet", zudem "vital und deckfreudig". Angeboten wird dieses standardisierte Schwein von der Firma PIC, sie ist nach eigenen Angaben mit 130.000 verkauften Jungsauen der Marktführer in Deutschland. Weltweit verkauft der Zuchtkonzern mit Zentrale im britischen Oxfordshire 1,6 Millionen Hybridsauen und Eber im Jahr – modern, marktgerecht, eingebunden in die "internationale Arbeitsteilung" des Unternehmens.

In der arbeitsteiligen Schweineproduktion hat natürlich auch der Eber seinen Platz und seine Aufgabe. An zärtliche Techtelmechtel mit Schweinedamen ist dabei allerdings nicht im engeren Sinn zu denken. Der Eber hat eher einen Fabrikjob. In den "Intensivdeckzentren" beispielsweise ist er unentbehrlich, denn "ohne Eber läuft im Deckzentrum nichts", wie die Zeitschrift *top agrar* in Heft 11/1996 anläßlich eines Tests von solchen Deckstationen schrieb. Allerdings muß der Eber selber seinen Trieb dämpfen, er hat eher die Rolle eines Animateurs für die rauschigen Schweinedamen, so *top agrar*: "Der Eber verfolgt den Ablauf sehr interessiert und unterstützt durch Geruch und Geräusche die problemlose Besamung." Die allerdings übernimmt dann der Bauer, er komme von hinten durch die "Besamungstür". Das Verfahren verhindert, daß nervöse Industrie-Eber beim Akt kollabieren, denn viele vertragen keine Aufregung mehr.

Die Besamung mit Spritze ist auch schön billig: 12,10 Mark netto pro Portion, Variante Pietrain, "schon ab der 4. Tube" gibt es Rabatt, jedenfalls bei der Sperma-Firma GFS Ascheberg Rees, einer "Genossenschaft zur Förderung der Schweinehaltung".

Die kleinen, rosa Ferkel, die so gezeugt werden, erwartet, im Massenstall, kein schönes Leben. Manche sind sogar schon kurz nach der Geburt in Lebensgefahr: In den Gebieten, in denen die Schweinepest wütet, müssen auch kerngesunde Ferkel vorbeugend getötet werden, zusammen mit den erwachsenen Tieren.

Die Seuche wütet jetzt regelmäßig in Europa, und regelmäßig müssen Schweine massenhaft getötet werden. 48.000 Schweine waren es Anfang 1997 in der Gegend von Paderborn, 12.000 in Niedersachsen im Februar. 100.000 wurden in jener Zeit insgesamt in Ostwestfalen-Lippe getötet, in Bayern 1.269, in Italien 2.100. Manches Mal gehen die Exekutionen in die Millionen: 1,6 Millionen Schweine mußten 1993 bis 1995 in Niedersachsen getötet werden, an die zehn Millionen seit Ausbruch der Seuche 1997 in den Niederlanden – der größte Massen-Mord in der Geschichte der industrialisierten Tierhaltung. Ein Drittel des niederländischen Staatsgebietes ist damals zur Sperrzone erklärt worden: "Hier darf keine Wutz mehr aus dem Stall", berichtete der *Spiegel* im Frühsommer 1997. Und das Blatt kannte auch die Symptome: "Die Schweine fangen an zu husten und zu fiebern, ihre Ohren laufen blau an, bald darauf sind sie tot."

In den Niederlanden leben 15 Millionen Menschen und 14,5 Millionen Schweine. Wenn es nach den Gesetzen der Natur ginge, bräuchten die Tiere statt zwei Millionen Hektar landwirtschaftlicher Fläche das Siebenfache an Platz, damit Futter für sie angepflanzt und ihre Gülle als Dung entsorgt werden könnte. Dank Futterimport und Gülleexport kann das Land dennoch Schweinerekordler werden.

Das hat auch unschöne Seiten: In manchen Gegenden im Süden an der Grenze zu Belgien stinkt die Massenproduktion so zum Himmel, "daß selbst der Reisende auf der Autobahn nur mit zugehaltener Nase passieren kann", wie der Reporter der *Neuen Zürcher Zeitung* beobachtet hat.

Die millionenfache Pest stellte die Produzenten und Behörden vor tötungstechnische Probleme: Manche Tierärzte mußten fließbandmäßig mit der Giftspritze hantieren. Mobile Elektro-Exekutionsanlagen tourten durchs Land, 24 Tierkörperbeseitigungsanlagen in Holland, Belgien und Deutschland nahmen die Kadaver zur End-Sorgung auf.

Verantwortlich für die Schweine-Apokalypse ist die Massenproduktion, da waren sich die Experten einig. Der "Ferkeltourismus" quer durch Europa, die von den Tierproduktionskonzernen gepriesene Arbeitsteilung, die Enge in den Ställen und die Häufung von Tierfabriken in einer Region begünstigen die Ausbreitung der Seuche.

Wie die riesige Epidemie aber ihren Anfang nahm, darüber rätselten die Experten. Vermutlich standen britische Soldaten am Anfang der Kette, die in Deutschland Dosen mit chinesischem Wildschwein verzehrten. Die Reste wurden nach dieser Theorie ans Borstenvieh verfüttert, von Paderborn aus kam der Erreger dann ins holländische Limburg. Einer anderen Legende zufolge seien baden-württembergische Ferkel schuld gewesen, die gen Norden tourten. Es könnte aber auch ganz anders gewesen sein, mutmaßte Jos Noordhuizen, ein niederländischer Professor für Viehhaltung: "Ein Lkw-Chauffeur, der in Estland mit dem Virus in Berührung kam, und hier seinen ungewaschenen Overall im Stall liegen läßt, kann hier den Ausbruch von Schweinepest verursachen." Hat die Pest erst einmal das Zentrum der Schweinefabrikation erreicht, kann sich das Virus leicht über die Ställe verteilen: "Mühelos" so schrieb der *Spiegel*, "breitet sich der Erreger von Stall zu Stall aus, vom Züchter zum Mäster, er klebt an Gummistiefeln, Autoreifen und Händen, und vielleicht fliegt er auch durch die Luft."

Die regelmäßig auftretende Pest sollte ein Lehrstück sein: Die Massenfabrikation bringt sich regelmäßig selbst zum Erliegen, sie produziert in unregelmäßigen Abständen nicht Nahrung, sondern bloß totes Fleisch, ungenießbar. Denn 1998 ging es im gleichen Stil weiter: Gleich im Januar mußten im größten deutschen Schweinebetrieb in Mecklenburg-Vorpommern über 60.000 Tiere getötet werden, über 900.000 in Spanien. Der zuständige niederländische Landwirtschaftsminister van Aartsen wollte daraus die Konsequenzen ziehen und den Schweinebestand um ein Viertel reduzieren. Die Massenproduktion sei für ihn, wie er 1997 auf dem Höhepunkt der Pestepidemie sagte, der "Prototyp eines Sektors, der alle Proportionen gesprengt hat". Eine, wenigstens mäßige, Verschlankung, ja eine artgerechtere Neuorientierung sei nötig, zumal die Massenproduktion "über kurz oder lang ohnehin vor dem Aus stünde". Womöglich stößt der Minister da auf Probleme. Zur Pressekonferenz kam er vorsichtshalber unter Polizeischutz. Denn die Schweinefabrikanten zeigten sich bislang nicht sehr einsichtig. "Die Viehzüchter praktizieren einen offenen Boykott der

staatlichen Auflagen und verweigerten im vergangenen Jahr beispielsweise eine Registrierung des Schweinebestandes", berichtete die *Neue
Zürcher Zeitung* im Juli 1997. Einige neigten gar, so die NZZ, zu "perver-
sen Reaktionen", hätten gesunde Tiere angesteckt, "um in den Genuß
der Aufkaufprämien zu kommen." Die Pläne zum Bestandsabbau
mußten dann auch "unter dem Druck der Bauern-Lobby" (NZZ) auf
20 Prozent reduziert werden.

Manche Kritiker meinten, den Agro-Fabrikanten sei die zyklisch auftretende Pest sogar ganz willkommen. Denn irgendwie hat sie ja auch
ihr Gutes: Sie sorgt für Verknappung und steigende Preise. Wenn
Millionen von, wohlgemerkt vollkommen gesunden, Schweinen auf
den Müll kommen, läßt sich der verbleibende Rest teurer verkaufen.

Vielleicht denken die Schweineproduzenten nicht ganz so zynisch.
Aber sie leben ganz gut damit. Laut dem im Februar 1998 veröffentlichten Agrarbericht der deutschen Bundesregierung haben die
Schweine-Industriellen (im Agrarbericht als sogenannte "Bauern" bezeichnet) ihre Erlöse um 15 Prozent gesteigert.

Für das Publikum ist dies ein absurdes Phänomen: Eine industrielle
Branche produziert mit derart riskanten Methoden, daß regelmäßig
der Totalausfall ganzer Produktionschargen eintritt. Die fabrikneuen
Erzeugnisse landen auf dem Müll, weil die Hersteller nicht in der Lage
sind, ihren Produktionsprozeß störungsfrei zu organisieren.

Wenn Opel, Porsche oder Daimler-Benz regelmäßig ganze Güterzüge
voller nagelneuer, glänzender Astra, Boxster oder S-Klassen-Limou-
sinen aufgrund von Produktionsmängeln verschrotten müßten, dann
würden die verantwortlichen Auto-Manager in die Wüste geschickt
und in den abendlichen Tagesthemen noch Hohn und Spott über sie
ausgekippt. Die Agro-Manager genießen hingegen öffentliche Unterstützung (siehe Kapitel 10), lassen sich den Produktionsausfall aus der
Staatskasse bezahlen und freuen sich über glänzende Profite.

Der Schnitzelfreund neigt angesichts solchen Gebarens zum Vege-
tarismus oder gar zu radikalen Lösungen. Ein Leser der *Frankfurter
Rundschau* jedenfalls empfand "Wut von besonderer Qualität" nach
Lektüre der Berichte von der Schweine-Front und schlug in einem

Leserbrief vor, "zur Ausrottung der Seuche die Erzeuger dieser Krankheiten sowie deren Förderer vom Markt zu nehmen". Die Welternährungsorganisation FAO drückt sich vornehmer aus: "Zu dichte Viehbestände" bildeten, so die FAO Anfang 1998, "einen gefährlichen Nährboden für Krankheiten", besonders in Belgien, den Niederladen und Norddeutschland. "Die Behörden sollten Initiativen bilden, um die Bestandsdichte zu verringern", forderte die Organisation.

Das wird wohl ein frommer Wunsch bleiben. Denn die staatliche Förderung mangelhafter Produktion scheint nachgerade zum Prinzip geworden zu sein in der Agrarpolitik, nicht nur bei den Schweinen. Auch wer Kälber produziert, die niemand will, weil drohender Rinderwahn die Lust auf Lende lähmt, muß sich ums Einkommen nicht sorgen, schließlich bekommen die Erzeuger der lebenden Ladenhüter fürs Töten und Entsorgen fast doppelt so viel wie fürs Verkaufen: 230 Mark kriegt ein Kälbermäster, wenn er das Tier nach Frankreich karrt zum Krematorium, 120 Mark nur, wenn er es zum Zwecke des Verzehrs verkauft. "Die Bauern sind froh, wenn ihre Kühe BSE haben. Das macht sie reich", sagte ein Vertreter des britischen Landschaftsministeriums laut *Spiegel*.

"Die BSE-Krise", so die *Frankfurter Allgemeine Zeitung*, "rührte an eine neue Schicht des Grauens, eröffnete allen, die es nicht wissen wollten, die Perversionen moderner Lebensmittelproduktion." Im Rinderwahnsinn sah das Blatt gar "die Apokalyptischen Reiter einer Zivilisationskrise" galoppieren. Der Wahnsinn aber, das unnötige Vernichten scheint zum Prinzip geworden. "Das BSE-System", so nannte die *Frankfurter Rundschau* die Praxis, Lebensmittel zu vernichten, anstatt sie zu essen, Leben zu erzeugen, um es zu zerstören. 60 Millionen Küken müssen alljährlich allein in Deutschland ihr Leben lassen, weil sie das falsche Geschlecht haben: Weibliche Küken müssen sterben, weil sie für die Mast in Hähnchenfabriken das falsche Geschlecht haben. Umgekehrt werden die Männchen gemeuchelt, weil sie als Legehennen nicht eingesetzt werden können in den Eierfabriken.

Viele Fabrik-Tiere verenden allerdings, noch bevor sie getötet werden (müssen). Nach Berechnungen des Veterinärmediziners Professor

Heiner Sommer starben 1984 noch 2,8 Prozent aller Schweine an Krankheiten oder Schwäche, noch bevor sie an die Metzgertheke gelangten, 1995 waren es 3,6 Prozent – insgesamt 700.000 Schweine.

Das Fabriksystem produziert nicht nur Tod und Krankheit, sondern auch jede Menge Mist. Die Zentren der Industrieproduktion ersticken schier daran. In Niedersachsen etwa ist die Agro-Industrie nach dem Automobilbau der wichtigste Erwerbszweig. Allein die Region Südoldenburg, in der 0,3 Prozent der deutschen Bevölkerung leben, erzeugt neun Prozent aller Mastschweine, 13 Prozent aller Masthähnchen, 20 Prozent der Eier und über 30 Prozent der Mastputen. Ein einträgliches Gewerbe, bei dem die Wertschöpfung pro Beschäftigtem mit bis zu 90.000 Mark weit über dem produzierenden Gewerbe mit 60.000 Mark liegt.

Viel Kleinvieh macht viel Mist. Während sich die Hühnerbestände zwischen 1950 und 1994 versechzehnfachten, nahm die landwirtschaftliche Nutzfläche nur um etwa 25 Prozent zu. Auf dieser drängten sich zudem noch sechsmal so viel Schweine wie zuvor. Die Misthaufen auf dem knappen Land wachsen folgerichtig in den Himmel: Eine kleinere Eierfabrik mit 100.000 Legehennen produziert täglich zwölf Tonnen Mist, das macht im Jahr 4.380 Tonnen. Eine der größeren Fabriken mit 500.000 Hennen hat einen täglichen Auswurf von 60 Tonnen, 21.900 Tonnen im Jahr.

Die Branche, der die Exkremente fast bis zum Hals stehen, sucht in ihrer Not zu bizarren Lösungen Zuflucht. So hat die britische Firma Fibrowatt in England schon zwei Kotkraftwerke errichtet mit Geflügelmist als Energiequelle, für Südoldenburg gilt dies ebenfalls als hoffnungsträchtiges Modell.

Dafür ist regelmäßiger Mistnachschub erforderlich, doch weil es sich dabei gewissermaßen um einen "nachwachsenden Rohstoff" handelt, sei dies ein "erfolgversprechender Weg", meint Professor Hans-Wilhelm Windhorst von der Fachhochschule Vechta. Der Vorteil: Die Massenmistproduktion muß beibehalten werden, denn die Schlote müssen ja rauchen.

Immerhin könnten solche Kotkraftwerke den grassierenden Mist-
schmuggel eindämmen: Seit dem Spätherbst 1995 schmuggelten holländische Landwirte und Lieferanten 40.000 Tonnen Geflügelmist aus
den Niederlanden nach Deutschland und deponierten ihn dort illegal.
Die Staatsanwaltschaft Osnabrück hat im August 1996 die Ermittlungen gegen 270 Beschuldigte abgeschlossen, einige Verfahren wurden eingestellt, anderen Mistschmugglern wurden Geldstrafen aufge-
brummt.

Wissenschaftler haben eine preiswertere, ja sogar profitable Methode der Entsorgung entwickelt; eine Art Kreislaufwirtschaft. Der Mist,
den die Millionen von Hühnern hinten ausscheiden, wird ihnen
vorne, als Futter, wieder eingeflößt. Dafür müssen die Exkremente
speziell behandelt werden, Urinsäure etwa, nicht sehr nahrhaft, sollte
wie der Harnstoff vor Verfütterung mit biochemischen Methoden entfernt werden. Das sterilisierte Erzeugnis nennen die Experten DPW
(Dried Poultry Waste, getrockneter Geflügelmüll). Es ist Messungen
zufolge reich an Kalzium, Phosphor, Vitamin B und wertvollen Amino-
säuren. *

In Europa ist die Verfütterung von Kot derzeit noch verboten. Auch
haben die Müllforscher von der Landwirtschaftlichen Universität im
niederländischen Wageningen Briefe von Menschen erhalten, die
Bedenken hinsichtlich "ethischer Fragen" hegten, berichtet Ko-Autor
van der Poel: "Diese Leute lehnten es aus moralischen Gründen ab,
daß die Hühner gewissermaßen mit ihren eigenen Ausscheidungen
gefüttert werden." Van der Poel verweist demgegenüber darauf, daß
die Verwendung von Federn und ähnlichen Abfällen als Futterrohstoff
nicht verboten sei. Er hält seine Methode der Kot-Verfütterung, die in
enger Zusammenarbeit mit der Geflügelfutterindustrie entwickelt
worden sei, für zukunftsträchtig und plädiert dafür, sie offiziell zuzulassen. Denn die Vorteile, so van der Poel und sein Forscherkollege
Adel El Boushy, seien absolut überzeugend.

* A.R.Y. El Boushy / A.F.B. van der Poel: Poultry Feed From Waste. Proecessing and Use.
London: Chapman & Hall, 1994

Die Wissenschaftler empfehlen das Mist-Mahl auch für Schafe, Lämmer, Rinder und Milchkühe. Man darf natürlich den Kot nicht pur verfüttern, aber ein Mist-Anteil von bis zu 40 Prozent bringt, wie die Wissenschaftler herausgefunden haben, erstaunliche Ergebnisse. Die Qualität der Eier von mistgemästeten Hennen sei höher, die Viecher verwerteten das Futter zudem besser. Das freut vor allem den Buchhalter in der Legefabrik und dessen Chef. Die Konsumenten, die das Ei zum Frühstück genießen, haben auch etwas davon: Denn die Eier von Mistfresser-Hennen schmecken, wie Testesser bezeugten, erstaunlicherweise genau so gut wie die von Hennen mit dem üblichen industriellen Körnerfutter. Konsumenten-Tests ergaben, daß bei Mist-Anteilen von bis zu 30 Prozent kein Unterschied zu merken ist. Gleiches gilt für Hähnchenfleisch, wenn der Mast-Gockel mit Mist-Anteilen gefüttert wurde. Für den Futtermischer bedeutet dies allerdings eine Gratwanderung: Denn zu viel Mist im Futter läßt die Produktivität der Hühner sinken und erhöht ihre Sterblichkeit.

Die Abfallverwertung muß sich im übrigen nicht auf die Ausscheidungen der Hühner beschränken. Erprobt und zudem erlaubt sind auch Futter-Beigaben aus – wiederaufbereiteten – Federn, Krallen, Blut. Man kann, wie die Recycling-Experten meinen, auch Gerbereiabfälle oder städtischen Müll nehmen.

Eines allerdings sei zu beachten: Weil das Federvieh die Fähigkeit besitze, "süß, salzig, sauer und bitter zu unterscheiden", raten die Müllverwerter El Boushy und van der Poel zur Geschmacks-Kosmetik bei den Futterbeigaben: "Die Akzeptanz der Nahrung, die auf Müll-Produkten basiert, sollte durch die Verwendung von Süßstoffen verbessert werden."

Diese Art der Verwertung von Exkrementen könnte Laien als unappetitlich erscheinen; Experten sind mit ihnen seit langem vertraut: In den USA beschäftigen sich Wissenschaftler schon seit den 60er Jahren mit solchem Müll-Futter.

Dort gilt die industrielle Landwirtschaft als fortschrittliche und wirtschaftliche Art der Nahrungsmittelproduktion bei der Rationalisierungsreserven sinnvoll genutzt werden. Die US-Agro-Betriebe verstehen sich als normale Firmen, die eben Hühner, Eier, Mais oder Schweine produzieren statt Autos, Kühlergrills oder Computer. Dort drüben herrscht ein anderes Verhältnis zur Natur: Wo noch vor einem Jahrhundert ungezähmte Naturgewalten den Einwanderern Angst einflößten, Mensch und Zivilisation gleichsam im Zeitraffer die Lande unterjochen mußten, dort hat das Natürliche noch einen Rest des Bedrohlichen. In Europa hat seit Jahrtausenden Menschenmacht die Natur gezähmt, modelliert und geformt, dunkle Wälder gerodet, wilde Tiere ausgerottet. Hier herrscht eine romantisierende Erinnerung an die Natur als dem Unverfälschten, Unverbildeten. Zudem werden im kleinen, dichtbesiedelten Europa auch die Schäden durch ungehemmte Naturausbeutung schneller deutlich, die industrialisierte Landwirtschaft trifft auf ökologische Bedenken. Sie hatte sich hier, wegen der kleinräumigen Verhältnisse, bislang auch nicht im gleichen Maße etablieren können wie in den Vereinigten Staaten. Stadt und Land lagen hier näher, jahrhundertelang dominierten kleinräumigregionale Beziehungen zwischen bäuerlichen Erzeugern im Dorf und Verbrauchern in der nächsten Stadt. Demgegenüber wuchs in Amerika früh die Distanz zwischen der Sphäre der Konsumenten und der Sphäre der Produzenten fernab. In den gigantischen Agrargebieten des Mittleren Westens konnten riesige Mengen an Nahrungsmitteln produziert werden – die dort allerdings niemand essen konnte. Denn Verbraucher gab es dort in nennenswerter Zahl nicht. Die lebten in den Zentren an der West- und Ostküste. Dank Eisenbahn und Kühlwagen konnten die Entfernungen überwunden werden, ohne daß die Erzeugnisse verdarben.

Der bäuerliche Stolz ihrer europäischen Kollegen, war den us-Produzenten fremd: "Wir sind nicht Landwirte", verkündete schon 1926 ein Wortführer der kalifornischen Landwirtschaft. "Wir bauen hier nicht länger Weizen an, wir produzieren ihn. Wir produzieren ein Produkt, um es zu verkaufen."

Und weil die industrielle Produktion nicht primär der unmittelbaren Bedarfsdeckung dient, sondern ein Konsumangebot erst schafft, produzieren viele Farmer Überschüsse. Im Staate Ohio beispielsweise wurde Mais im Überfluß produziert. Weil die Farmer so viel gar nicht essen konnten, hielten sie Schweine, schon im 19. Jahrhundert bis zu tausend Stück pro Farmer.

So viele Steaks, so viel Gulasch konnte ein Farmer samt Familie gar nicht verzehren. Also endete das Schweineleben nicht bei einem Schlachtfest wie in den Dörfern der Alten Welt, sondern in einem durchrationalisierten Schlachthof. Einen solchen hat in der Stadt Cincinnati 1850 Frederick L. Olmsted besichtigt, der Gartenbauer, der den Central Park in New York anlegte.

Er war schwer beeindruckt: "Wir traten in einen riesigen, niedrigen Raum und folgten einer Allee toter Schweine, die auf dem Rücken lagen, alle Viere in die Luft gestreckt. Am Fluchtpunkt angekommen, sahen wir eine Art menschlicher Hackmaschine, die die Schweine in marktgerechtes Schweinefleisch verwandelte. Ein Bohlentisch, zwei Männer zum Heben und Wenden und zwei zum Schwingen der Beile waren ihre Bestandteile. Eiserne Zahnräder hätten nicht regelmäßiger arbeiten können. Klatsch, fällt das Schwein auf den Tisch, zack, zack, zack, zack, zack, zack, fallen die Beile. Alles ist vorbei. Kaum hat man es ausgesprochen, geht es schon wieder: Klatsch, und dann zack, zack, zack, zack, zack, zack. Zum Bewundern ist keine Zeit. Geübte Griffe lassen alles, Schinken, Schultern, Rippen, Bauch und Filet sauber geviertelt an ihre Stellen fliegen, wo Helfer mit Loren und Drehtischen jedes Stück seiner Bestimmung zuführen – den Schinken nach Mexiko, die Lende nach Bordeaux."

Ähnlich exportabhängig war der legendäre Schlachthof von Chicago, der täglich über 200.000 Schweine verarbeitete – fast eines für jeden der damals 220.000 Einwohner.

Mit fortschreitender Industrialisierung wurde das Töten mechanisiert, der ganze Vorgang des Schlachtens und Zerlegens. Ein besonders wunder Punkt war dabei die Einbindung des noch lebenden Schweins: Das widerborstige Wesen muß in eine kühle, mechanische Maschinerie des Schlachtens gezwungen werden. "Für keine andere Erfindung in der Mechanisierung des Schlachtens liegen so viele Versuche vor wie für das Eingliedern des lebenden Schweines in die

Produktionskette", schreibt der Technik-Historiker Siegfried Giedion in seinem 1948 erstmals erschienenen Standardwerk über die Geschichte der Mechanisierung.* Rührige Erfinder ersannen allerlei Apparate, um den Prozeß zu beschleunigen.

Da die Schweine nicht fröhlich und freiwillig das Fließband zum Schafott betraten, mußten Apparate entwickelt werden. Besonders pfiffig war eine Erfindung mit der US-Patent-Nummer 252112 vom 10. Januar 1882. Der Erfinder über seinen Geistesblitz: "Es ist eine Eigentümlichkeit von Schweinen, daß sie sich nur mit äußerster Schwierigkeit über einen neuen und unerprobten Pfad treiben lassen. Wenn aber eins dem Anschein nach sicher hinübergelangt ist und drüben Futter gefunden zu haben scheint, lassen sich die anderen viel müheloser hinübertreiben." Der Erfinder hat den Fall mit einer Art Fallbrücke gelöst. Auf dem fest verankerten Teil steht ein lebendiger Artgenosse, gewissermaßen als Lockschwein, in der Patentschrift "Schwein M" genannt. Auszug: "Schwein M. dient als Köder für die anderen." Zu ihm kommen die Opferschweine über die Brücke. Einen Haxen haben sie dabei schon in der Schlinge. An dem werden sie bald hängen. Denn jetzt, so die Patentschrift, "wird die Falltür langsam abgesenkt, bis die Schweine vollständig in der Luft hängen und an der Stange K zu der Stelle rutschen, wo sie getötet werden."

Auch fürs Töten gab es rationelle Erfindungen: Koch's Pig Killing Apparat beispielsweise, ein zangenartiges Gerät, mit dem ein langer Nagel so gezielt auf der Stirn des Schweines plaziert werden konnte, daß ein kräftiger Schlag mit dem Hammer das Tier tötete.

Mechanisierungsexperte Giedion sah die Entwicklung, die damals begann, eher skeptisch. Bei aller Bewunderung für die ersonnenen Apparate warnte er vor einer Technik, die sich des Lebens bemächtigt, um Lebensmittel zu erzeugen: "Eines steht fest: Die Mechanisierung hat vor der lebenden Substanz haltzumachen. Eine neue Einstellung ist erforderlich, wenn hier an die Stelle von Verwüstung und Raubbau wirkliche Meisterung der Natur treten soll. Größte Behutsamkeit ist dabei notwendig."

* Siegfried Giedion: Die Herrschaft der Mechanisierung. Ein Beitrag zur anonymen Geschichte. Frankfurt am Main, 1987

Die Nachgeborenen wissen, daß diese Behutsamkeit nicht gerade die Stärke der industriellen Landwirtschaft ist. Wir wissen auch, daß Raubbau und Verwüstung eher zugenommen haben. In jüngster Zeit wird dabei nicht nur die Natur geschädigt. Manchmal trifft es auch die Menschen, die die industriellen Erzeugnisse verspeisen.

Im Frühsommer 1997 erkrankten 17 Menschen im US-Bundesstaat Colorado nach dem Verzehr von Hamburgern. Sie hatten sich, wie die Gesundheitsbehörden feststellten, eine Vergiftung mit dem Bakterium Escherichia coli 0157:H7 zugezogen. Die Killer-Bazille war dem amerikanischen Publikum in größerem Umfang erstmals bekannt worden, als zu Bill Clintons Amtsantritt vier Kinder nach einer Hamburger-Mahlzeit starben.

Nach dem Ausbruch der Infektion Anfang 1997 war die Herstellerfirma deshalb alarmiert. Sie rief erst einmal 20.000 Pfund Hamburger-Buletten zurück, dann weitere 1,2 Millionen und schließlich 25 Millionen Pfund – 100 Millionen Hamburger-Klopse. Nach der größten jemals bekanntgewordenen Nahrungsmittel-Rückrufaktion in der Geschichte der Food-Industrie hat das US-Landwirtschaftsministerium die verantwortliche Firma Hudson Food erstmals geschlossen.

Die Hamburger-Katastrophe hatte in einer im US-Bundesstaat Nebraska gelegenen Fleischwarenfabrik begonnen. Es war für die Behörden allerdings nicht leicht, die Quelle der Hamburger-Verseuchung zu identifizieren. Denn der Hamburger, Symbolklops der industrialisierten Ernährung, ist auch das Symbol für die Vermassung der Erzeugung. Das Fleisch wird zerhackt, vermengt, neu vermischt, schließlich geformt, verschickt. Da ist vom Ur-Rind im Endprodukt schwerlich eine Spur zu finden. Nur mit Hilfe von Gen-Tests konnte die Ursache ausfindig gemacht werden.

Der Erreger E. coli 0157:H7 ist gewissermaßen der Star einer neuen Gruppe von Erregern, die sich in Windeseile rund um den Globus ausbreiten. Das Bakterium ist erst 1982 entdeckt und isoliert worden. Mittlerweile wird es für 20.000 Infektionen pro Jahr in den USA verantwortlich gemacht, an denen bislang etwa 9.000 Menschen starben. An diesem Kleinst-Killer erkrankten 10.000 Menschen, vor allem

Schulkinder, im Sommer 1996 in Japan; im Winter darauf 490 Menschen in Schottland.

Auch ein neuer Salmonellen-Typ befällt immer mehr Menschen: Salmonella Typhimurium DT 104. Seit 1993 sind allein in Großbritannien 3500 Menschen daran erkrankt. Derlei Infektionen "stiegen in den vergangenen Jahren dramatisch an", meldete 1997 die Weltgesundheitsorganisation WHO. Der neue Salmonellen-Typus war nach einem Bericht der *Süddeutschen Zeitung* im ersten Halbjahr 1996 schon bei 31 Prozent aller Salmonellen-Fälle nachweisbar.

Besonders bedenklich ist, daß gegen den Erreger die meisten Antibiotika nahezu wirkungslos sind. Für die *Süddeutsche Zeitung* ist dies ein Beleg mehr dafür, "daß die Landwirtschaft das Gesundheitswesen immer mehr belastet."

Immer mehr wissenschaftliche Untersuchungen machten, so das Blatt, die Bauern für diese Entwicklung verantwortlich, die mit ihrem wilden Antibiotikaeinsatz bei Pflanzen und Tieren die multiresistenten Erreger "geradezu züchten".

Das läßt die Gescholtenen nicht mehr ganz kalt. Zumindest einige der Verantwortlichen aus dem Agro-Business hegen zunehmend Zweifel, ob eine Nahrungsmittelproduktion mit derart schlechtem Image weiter betrieben werden sollte. In der Schweiz trafen sich deshalb Vertreter der beteiligten Branchen zu einem "Fleischgipfel" Mitte August 1997. Hinter verschlossenen Türen tagten Abgesandte des Schweizerischen Bauernverbands, der Fleischindustrie und der Supermarktketten Coop und Migros. Auf der Tagesordnung stand der Ausstieg aus der Antibiotika-Landwirtschaft. Zwar hätten die Medikamente vor allem ökonomische Vorteile, so ließen sich durch die Antibiotika fünf Prozent des Futters einsparen, weswegen allein die Schweizer Bauern pro Jahr ihren Tieren 80 Tonnen Antibiotika verabreichen. Doch die unüberhörbare Kritik und vor allem der Kaufboykott bei Steaks und Braten bewirkten einen Sinneswandel bei den Betroffenen aus der Branche: "Wir müssen alle Kritik am Fleisch verhindern", sagte der Migros-Fleisch-Chef Hans Heinzelmann laut der Schweizerischen *Sonntags Zeitung*. Ein Verbot allerdings lehnte das zuständige Bundesamt für Landwirtschaft (BLW) ab: "Weil unsere Gesetze dann nicht mehr EU-konform wären", so BLW-Vizedirektor Jacques Morell.

In Brüssel indessen hat auch schon ein zartes Umdenken in grundsätzlichen Fragen der Agrarpolitik begonnen. Als Konsequenz aus der BSE-Krise forderte selbst EU-Präsident Jacques Santer 1997 eine Umbesinnung, hin zu "mehr Qualität, mehr Übereinstimmung mit der Umwelt, mehr artgerechter Tierhaltung und zur Rückkehr zu natürlichen Produktionsmethoden".

4.

Attraktive Branche

Der weltweite Bio-Boom
Bioköstler sind fruchtbarer / Weshalb der Gemeine Wasserhahnenfuß
wieder blüht / Katzen würden Bio kaufen: Die unerklärliche Vorliebe
der Tiere für Öko-Futter / Bio-Spinat für Bundesligakicker / Öko rund
um den Globus: Überall ist Bio-Land

Der Mann sieht aus wie Adriano Celentano, der italienische Schla-
gerstar. Er trägt sein Haar kurz wie jener, vorn an der Stirn ist es schon
ein bißchen gelichtet. Das Milieu hier sieht allerdings nicht sehr nach
Show-Business aus: Traktoren stehen herum, Marke Fiatagri, und
gleich mehrere riesige Mähdrescher vom Typ Laverda MX 300 R. Der
Mann, der aussieht wie Adriano Celentano, trägt einen grünen Overall
und fährt einen verstaubten Peugeot 205.
Andrea Vercellone, so heißt der Mann, ist Reisbauer in der fünften
Generation. Er wohnt im Städtchen Desana in einem reizenden
Schlößchen. Hier draußen in der Ebene liegt der Gutshof, das Zentrum eines kleinen Risotto-Imperiums, das Andrea Vercellone zusammen mit seinen sechs Brüdern besitzt: die Tenuta Castello.
Die Gegend bei Vercelli, zwischen Mailand und Turin in der Po-Ebene,
ist das größte Reisanbaugebiet Europas. Fast drei Viertel der europäischen Reisernte wird hier eingefahren. Große Nahrungsmittelkon-
zerne beziehen Risottoreis von hier, und zumeist wird mächtig mit
Chemie operiert. Dafür ist seit 1939 der durchschnittliche Arbeitsauf-
wand pro Flächeneinheit von 1028 Stunden auf 50 Stunden gesunken.

Mancher Reisbauer ist ein reicher Mann geworden, manch ein Herrenhaus ziert jetzt ein Swimming-Pool.

Die Familie Vercellone stellt wieder Personal ein, im Sommer vor allem, im Juni, Juli und August. Die Aufgabe ist unangenehm: Unkrautjäten, und zwar im Wasser. "Die Frauen wollen es nicht mehr machen", sagt Vercellone. Deshalb findet er nur ein paar Ältere noch, einige von ihnen stehen dann in Nylonstrümpfen im Reisfeld, andere, sagt Vercellone, mit nackten Füßen: "piedi nudi". Die Handarbeit ist ein Zeichen des Fortschritts: Die Familie Vercellone hat 50 von ihren 300 Hektar auf Bio-Anbau umgestellt.

Das machen jetzt mehrere Risotto-Farmer hier in der Gegend. Sie wollen nicht mehr mitwirken beim aggressiven Ackerbau: "Immer mehr Profit aus immer weniger Boden zu ziehen, das ist doch das Ende der Natur", sagte der Bio-Bauer Aldo Parravacini zu einem Reporter des Genießer-Fachblattes *Der Feinschmecker*, der sich in der Gegend nach Rohstoff für feine Reisgerichte umsah. Der Bio-Reis bringt zwar weniger Ertrag: nur 40 statt 50 Kilo pro Hektar. Aber dafür gibt es auch mehr Lire fürs Kilo: 9.000 statt 7.000.

In Italien boomt Bio: Im ganzen Land werden schon, so melden die Öko-Verbände, insgesamt 93.175 Hektar biologisch bewirtschaftet, weitere 180.907 Hektar werden umgestellt (Stand: 1997). In Deutschland wächst der Umsatz mit Naturkost, entgegen dem allgemeinen Trend bei Lebensmitteln, um 2,5 Prozent; 1,2 Milliarden Mark Umsatz machten die 1.600 Naturkostfachgeschäfte 1997, weitere 1,25 Milliarden die 2.700 Reformhäuser. Bei der Messe Biofach, dem weltgrößten Öko-Branchentreff in Frankfurt, stieg die Zahl der Besucher von 1990 bis 1998 von 2.500 auf 25.000. Und die Zahl der ausländischen Aussteller von 1996 bis 1998 von 369 auf 646. Denn auch Kaffee, Orangen und Bananen werden zunehmend naturschonend angebaut. Die Öko-Welle läuft rund um den Globus. Sogar für die Haustiere, die bislang mit industrieller Fabrikware Marke Whiskas und Pal vorlieb nehmen mußten, gibt es jetzt Bio-Shops: "Pet natura", so heißt der erste Laden in Kirchgellersen bei Lüneburg. Öko-Futter soll gegen die zunehmenden Allergien, Leber- und Nierenschäden bei den Mitgeschöpfen helfen. Ladnerin Antje Geyer gibt zudem gratis Hausmittel preis: "Immer einen Eßlöffel Joghurt ins Futter, das regt die Darmflora an. Und gewöhnen Sie dem Tier an, Äpfel zu essen, das erspart ihm die Entfernung von Zahnstein."

Schon hat die Liebe zur Natur erste Adressen der Gesellschaft erreicht: Der britische Thronfolger Prinz Charles betreibt auf seinem 460 Hektar großen Landgut Highgrove bei London Öko-Landbau, und schreibt dabei sogar, wie Hofberichterstatter in Erfahrung brachten, schwarze Zahlen. Weil Prinz Charles auch gute Kontakte pflegt zur Öko-Elite in Deutschland, besucht er schon mal seinen Berater und Freund Hartmut Vogtmann. Der ist eine Art graue Öko-Eminenz im Hessischen, hat als Professor an der Gesamthochschule Kassel gelehrt, Fachrichtung alternativer Landbau und wurde danach Präsident des hessischen Landesamtes für Regionalentwicklung und Landwirtschaft. Im Mai 1997 kam Königliche Hoheit angeflogen, mit einem vierstrahligen Kurzstrecken-Jet der Royal Air Force. Er besuchte die hessische Staatsdomäne Mechthildshausen, die auf 320 Hektar unter anderem Mangold, Kartoffeln, Kräuter anbaut, die Brücker-Mühle in Amöneburg bei Marburg und einen Bioladen mit dem seltsamen Namen Schmanddippen. Dessen Besitzer hatte zunächst an einen Scherz geglaubt, als der Öko-Professor und Prinzenfreund Vogtmann ihn zuvor gefragt hatte: "Hans-Georg, was hältst du davon, wenn sich Prinz Charles hier mal umsieht?" Hans-Georg nahm den Prinzen aber dann natürlich gern auf.

Promis auf dem Öko-Trip: Das gibt es jetzt öfter. Der US-Schauspieler Paul Newman beispielsweise, der kochfaulen Genießern durch seine Fertigsaucen ein Begriff ist, verkauft neuerdings auch feine Sachen mit dem Gütemerkmal "organic".

Newmans Bio-Sachen werden auf ganz, ganz traditionelle Weise zubereitet. Wie man sich das vorstellen muß, erzählt Newman auf der Plastikverpackung von "Newman's Own Bavarian Fat Free Pretzels", seinen Bio-Knabberbrezeln. Das Brezelbacken bei Newmans zu Hause ist demnach ein richtig freudiges Ereignis. Der Star wirkt auch selbst mit, bei offenem Fenster. Dabei ereignen sich reizende Episoden: "Ich arbeite in der Küche an diesen raffinierten Brezeln im Bayern-Stil. Das Fenster ist offen, und es ist ein frischer, klarer, wolkenloser Tag." Plötzlich ertönt, erzählt Newman, draußen eine Polka! Aus Lautsprechern, die der Vater zufällig grade im Garten aufhängt, wobei er kurze Hosen trägt, Weste und Hosenträger. Seltsame Staffage, befremdliche Szenerie? Nein, es ist nämlich "Oktoberfest auf dem Newman-Hof". Als sich, ach Unglück, die Nachbarn beschwerten über die lärmende Polka, wurden sie einfach mit Brezeln befriedet, ebenso die alsbald eintreffenen Polizisten. Die Ordnungshüter wurden dann sogar selber tanzend gesehen, ihre Pistolenhalfter hingen irgendwo in den Bäumen. So kann, wie wir sehen, eine "organische" Brezel zu Friede, Freude und Versöhnung führen.

Auf Bio-Freaks aus der Alten Welt wirken solche Geschichten ein bißchen märchenhaft. Auch denken sie bei organischen Lebensmitteln nicht in erster Linie an Knabber-Brezeln aus dem Plastikpack.

Amerikas Bio-Szene hat die Müsli-Grenze überschritten. Bio ist Business, ohne grüne Dogmen. Zwar gibt es die Öko-Pioniere in Kalifornien, die streng naturkonform wirtschaften. Aber es gibt in wachsender Zahl Läden, in denen sich auch das Gesunde schon von der Natur emanzipiert hat. Die Läden, in denen Gesundkost verkauft werden, führen bisweilen auch keinerlei Frischware, keine Karotten, sondern Karotin, keine Orangen, sondern Pillenpackungen Marke "Natural Brand" mit Bildern von Papayas drauf und kaubarem "Papaya Enzyme" drin. Die Läden, die diese industrialisierte Form von Naturkost verkaufen, sehen manchmal ein bißchen seltsam aus, wie eine Kreuzung aus Drogerie und Tankstelle. Es gibt dort schrillbuntes "NitroFuel", was aussieht wie Motorenöl im Glas, aber ein "ultimate Anti-Catabolic Amino Acid Drink" ist, Kraftquell für Gesundheitsbewußte. Oder es gibt Appetitzügler in Tablettenform aus der Serie "Nature's Secret" mit wirksamen Appetitbremsern aus Wurzeln und Kräutern im Plastikdöschen. Außerdem, für Zeitgenossen mit Untergewichtssorgen, silberne Tüten mit "High Calorie Formula Mix", Geschmacksrichtung Vanille, für 1,99 Dollar, eine fettarme Kalorienbombe für Fitness-Fans.

Das bisweilen etwas eigenwillige amerikanische Verständnis von Natürlichkeit zeigt sich auch im Bio-Business.

"All natural", so wunderte sich das deutsche Magazin *BioFach*, muß keineswegs bedeuten, daß die Ware aus ökologischem Anbau stammt. Zwar gibt es in 29 US-Bundesstaaten, darunter Kalifornien, Öko-Gesetze, doch deren Einhaltung wird nicht regelmäßig überprüft. So sei der Anteil an echter, kontrollierter Ware "eher klein". Doch das bremst die Expansion keineswegs: Ständig öffnen neue Bio-Märkte, der Umsatz wächst mit Steigerungsraten von jährlich 20 Prozent, von einer Milliarde Dollar 1990 auf 3,5 Milliarden im Jahr 1996. "Die Amerikaner können von Bio-Nahrung nicht genug bekommen", konstatierte die *New York Times* im November 1997. Alteingesessene Bio-Läden wie die Rainbow Grocery in San Francisco expandieren: Der seit 1975 bestehende Kollektivbetrieb hat seine Verkaufsfläche 1996 verdreifacht, auf über 2300 Quadratmeter. Der Umsatz hatte schon im alten Domizil ansehnliche Dimensionen angenommen: über 10 Millionen Dollar pro Jahr. Die Konkurrenz expandiert noch stärker: Die "Organic"-Supermarktkette Whole Foods, 1980 in Austin im US-Bundesstaat Texas gegründet, betreibt schon über 48 Filialen im ganzen Land und hat 1996 in der California Street in San Francisco, Ecke Franklin Street, in den Räumen einer ehemaligen BMW-Filiale einen neuen Super-Laden eingerichtet: auf 5.400 Quadratmetern, mit 110 Parkplätzen, Fruchtsaftbar und eigenem Massagesalon, in dem allerdings, für einen Dollar pro Minute, "nur der obere Schulterbereich, der Nacken und die Arme" geknetet werden, wie der *San Francisco Examiner* anläßlich der Eröffnung mitteilte.

Whole Foods, nach eigenen Angaben der größte Öko-Filialist Amerikas, ist an der New Yorker Börse notiert – und liegt damit vollkommen im neuen amerikanischen Öko-Trend: "Die Wall Street wird ökologisch", meldete euphorisch der *San Francisco Chronicle* im August 1997. In den 15 Monaten zuvor waren acht Naturprodukt-Gesellschaften an den Kapitalmarkt gegangen und hatten für insgesamt 618 Millionen Dollar Aktien verkauft.

"Das ist für die Investoren eine sehr attraktive Branche", sagte laut Chronicle Patricia Negron, eine Analystin aus Boston, "weil sie schnell wächst und viele Firmen, die bisher in privaten Händen waren, auch an die Börse wollen."

In Deutschland ist Naturkost, immer noch, eine Domäne der Pioniere, der Edlen und Guten. Wall Street ist weit weg, überhaupt die Welt der feinen Anzüge. In den Naturkostläden, wo auf Echtholzregalen die Erzeugnisse der Biodynamiker und Makrobioten lagern, wird ein Krawattenträger wie ein Außerirdischer behandelt. Sogar der Autor und Lästerer Wiglaf Droste, von Gesinnung und Herkunft der Müsli-Szene verbunden, verspürt Beklemmung beim Betreten der Bio-Sphäre:

"Eine seltsame Beklommenheit umhüllt einen, wenn man einen Bioladen betritt; eben noch munter und guter Dinge, findet man sich jedesmal schlagartig in einem Paralleluniversum wieder, von dem man nur eins weiß: Hier hast du keine Freunde, hier bist du ganz allein. Selbst häufige, regelmäßige Wiederholung, hilft nicht; es tritt keine Gewöhnung ein, der Grusel bleibt.

Woran liegt es? Ist es der etwas staubige, leicht muffige, zuweilen auch ins Faulige spielende Geruch? Ist es diese gedämpfte, beinahe sakrale Stimmung, mit der die eher banale Verrichtung eines Einkaufs zu einem Akt höherer Bewußtheit stilisiert werden soll? Ist es das in-stinktive Mißtrauen gegenüber Bürgern, die zugunsten eines besseren Lebens für alle – und wehe nicht! – ausgerechnet Reisschleim und Tofuwurst kaufen und verkaufen?

Sind es die gestrengen Blicke, an denen Dr. Röntgen seine Freude gehabt hätte? Dieser Der-liebe-Gott-sieht-alles-Mienen, die die Kund-schaft durchleuchten? Soo, du willst hier also ein Brot kaufen. Bist du dafür denn qualifiziert? Und gehörst du überhaupt dazu, zu uns? Du siehst aber gar nicht so aus, als ob du dich richtig ernährst, du mit deiner Edeka-Tüte. Naja, dein Geld nehmen wir, aber gern gesehen bist du hier nicht, Fremder.

Einkaufen im Bioladen ist wie Konfirmationsunterricht: Man fühlt sich ständig ertappt. Ein Sünder ist man, und das kriegt man auch immer schön reingereicht. Der alternative Protestantismus müffelt nach Geiz und Getreide; seine Protagonisten sind mürrisch, übellaunig, rechthaberisch; geschlechtsneutral aussehende Figuren, die eine Aura derart knieperiger Zugekniffenheit umgibt, gegen die selbst ein Zeuge Jehovas noch Hedonismus und Daseinsfreude verströmt." *

Doch die starren Grenzen fallen. Die biologische Wirtschaftsweise findet immer mehr Anhänger, auch außerhalb der Gemeinde. Eine umweltschonende Landwirtschaft genießt Sympathien, denn sie entspricht den Wünschen der Menschen über naturfreundliche Gewinnung von Lebensmitteln. So wird die Öko-Sphäre attraktiver auch für jene, die sich den strengen Glaubensriten und Kleidervorschriften im Naturkostladen eigentlich nicht unterwerfen möchten. Wissenschaftler, Politiker, Mediziner und Gastronomen, Feinschmecker und Besserverdiener unterstützen die Bio-Bewegung und profitieren von ihr. Auch Manager und Staatsbeamte, die ihr Handeln gemeinhin nicht von Glaubensregeln und ideologischen Programmen leiten lassen, setzen auf Bio. Weil es einfach besser ist, vernünftiger.

Die Stadtwerke München beispielsweise spendieren jedem Bauern, der seinen Betrieb im Einzugsbereich der Münchner Wasserversorgung auf Bio umstellt, 550 Mark pro Hektar: exakt jenen Betrag, der den Landwirten durch die Umstellung aufgrund geringerer Erträge verloren geht. Die Stadtwerke Kleve verfahren genauso: "Wir wollen langfristig das Trinkwasser schützen", sagt der dortige Wasser-Manager Wolfgang Schoofs. Der Erfolg: Alle 31 Landwirte im Wasserschutzgebiet sind dabei. Das zieht Kreise: Nach einer Erhebung des Bundesverbandes der deutschen Gas- und Wasserwirtschaft beteiligten sich 1996 schon 30 Wasserwerke an derlei Förderprogrammen, 90 weitere bekundeten Interesse an ähnlichen Projekten.

Auch den Pflanzen tut Bio gut. Und wenn bislang im Stall eingepferchte Fleischlieferanten wieder ins Freie dürfen, dann blühen Blumen wieder auf, die schon vom Aussterben bedroht waren: der Gemeine Wasserhahnenfuß, die Graugrüne Sternmiere, der Dreimännige Tän-

* Wiglaf Droste: Grün im Gesicht. In: Vincent Klink und Stephan Opitz (Hg.): Cotta's kulinarischer Almanach 1997/98. Klett-Cotta, Stuttgart, 1996

nel und die Wiesen-Flockenblume. Die neue Blüte verdankten sie Schweinen, die sich in ihrem Lebensraum suhlten, bei einem Versuch in Brandenburg. Insgesamt nahm die Zahl der Pflanzen im dortigen Untersuchungsgebiet um 60 Prozent zu.

Von Vorteil ist die naturfreundliche, chemiefreie Wirtschaftsweise natürlich auch für den Menschen. Er profitiert in vielfacher Weise. Meßbar besser sind etwa Öko-Erdbeeren, wie eine Studie spanischer Lebensmittelforscher bewies, die 1997 im *Journal of Agricultural & Food Chemistry* veröffentlicht wurde. Die Forscher bauten Erdbeeren der Sorte Fragaria X Ananassa Cv. Chandler in verschiedenen Beeten an, einmal konventionell, einmal biologisch. Das Ergebnis: Die Öko-Früchte schmeckten besser, ihre Farbe war intensiver, sie besaßen eine höhere Zucker- und Trockenmasse, zudem überstanden sie Transport und Verpackung besser.

Derlei Studien gibt es viele. Überraschenderweise ist aber zumeist naturwissenschaftlich schwer nachzuweisen, wo die Ursachen für die bessere Qualität liegen. Das Berliner Bundesinstitut für gesundheitlichen Verbraucherschutz und Veterinärmedizin jedenfalls fand, nach Lektüre von 150 Untersuchungen, keine wesentlichen Unterschiede in den Inhaltsstoffen der Bio-Erzeugnisse. Bei Gift und Dünger kamen, kein Wunder, die Bio-Erzeugnisse auf bessere Werte. An Nährstoffen oder sonstigen Qualitätsmerkmalen hingegen, ja selbst beim Geschmack fand kaum ein Wissenschaftler meßbare Vorteile. Daß Bio besser ist, bewiesen aber Tierversuche. Ob Hühner, Kaninchen, Mäuse, Ratten – alle lieben Öko, berichten die Berliner Forscher: "Tiere unterscheiden zwischen den angebotenen Nahrungsmitteln aus den verschiedenen Landbausystemen und bevorzugen fast ausschließlich solche aus biologischem Anbau."

Wiener Wissenschaftler fanden sogar heraus, daß Kaninchen und Ratten, die mit Bio-Kost gefüttert wurden, weniger Totgeburten hatten und Nachkommen mit mehr Gewicht zur Welt brachten. Bio-Hennen legten logischerweise auch größere Eier mit mehr Dotter. Die Ursachen waren mit den üblichen wissenschaftlichen Methoden nicht herauszufinden. Die Studie aus Berlin wunderte sich über diese

Futter-Phänomene ebenfalls: "Eine Futterbevorzugung trat auch dann auf, wenn die chemische Anlayse der Futtermittel gezeigt hatte, daß der Gehalt an wertgebenden Inhaltsstoffen in den Produkten beider Anbaurichtungen weitgehend übereinstimmte." Woher die animalische Vorliebe für Öko kam, war den Wissenschaftlern indessen schleierhaft: "Die Ursache dieser Präferenz ist nicht bekannt."

Ein Rätsel der Natur. Sind die Viecher sensibler als Wissenschaftler? Haben Ratten und Karnickel feinere Wahrnehmungssysteme, Analyseorgane als die Glaskolben und Gaschromatographen der Chemiker? Wissen sie instinktiv, was ihrem Körper guttut?

Wie auch immer: Bio-Vieh ist gesünder. Der Vieh-Doktor kommt seltener, Arznei wird weniger gebraucht. "Unsere Tierarztkosten sind lächerlich niedrig", sagt Verena Barth, die den Hof Aufurth bewirtschaftet, einen 600 Jahre alten Familienbetrieb zwischen Osnabrück und Bremen, mit alten Tierrassen und "Neuland"-Siegel: "Maximal 15 Mark pro Kuh für Wurmkuren" gebe sie aus.

Vielleicht ist Bio auch besser für die menschlichen Wesen. Denn Bioköstler sind fruchtbarer: Nach einer Untersuchung des städtischen Krankenhauses im dänischen Aarhus hatten die Bio-Freunde unter den Männern doppelt so viele lebende und fruchtbare Spermienzellen wie der Durchschnittsmann. Die Ursachen lägen, so die Forscher, allerdings auch hier im Dunkeln.

Ein weiterer Vorteil für die Bioköstler ist, daß eine Naturköstler-Sippe sogar billiger ernährt werden kann als eine Familie, die sich mit dem Inhalt herkömmlicher Supermarktregale verköstigt. Denn trotz der höheren Kosten von Öko-Fleisch und Bio-Gemüse gibt ein Bio-Haushalt nach einer Studie der Universität Hohenheim weniger fürs Essen aus: nur 750 Mark im Monat, während eine Vergleichs-Familie aus der herkömmlichen Gruppe 896 Mark ausgibt.

Einiges deutet darauf hin, daß Naturkost zu alledem noch für Fitness sorgt, ja für den besseren Kick. Denn im Trainingslager des Fußballclubs VfB Stuttgart schwingt mitunter ein Öko-Koch die Kelle: Roy Kieferle. Der kritisierte gegenüber einem Reporter der *Stuttgarter Zeitung* die Vernachlässigung der Verpflegung: "Die Spieler leben im

Schlaraffenland. Auf jeden Furz wird eingegangen, aber für eines der wichtigsten Elemente sorgte bisher niemand". Dabei sei doch "nachgewiesen, daß sich die Fußballer katastrophal ernähren."

Dreimal am Tag bäckt Kieferle frisches Brot, er hat seine eigene Getreidemühle und seine Nudelmaschine im Lager dabei. Es gibt Salat, Kalbfleisch, sogar Sonderwünsche werden erfüllt. Spieler Martin Spanring beispielsweise mag, so berichtete das Blatt, fast jeden Tag Spinat. Kieferle selber ist 1977 auf den Öko-Trip gekommen. Er war damals im Zustand eines körperlichen Wracks, wie er sich erinnert: Übergewicht, Muskelbeschwerden Kreislaufprobleme: "Ich habe mich krankgekocht." Jetzt gehe es ihm prima, er sei gut bei Kräften, notierte der Reporter der *Stuttgarter Zeitung*: "Sein Händedruck ist nicht von schlechten Eltern."

Bio ist besser, für die Menschen, für die Tiere. Bio hat auch eine gute Presse, denn die Menschen mögen lieber glückliche Ferkel als solche, die gequält in kleinen Eisengattern vegetieren. Bio nützt der Umwelt, und immer mehr Menschen sorgen sich ja um den Zustand des Planeten. Kein Wunder, daß sich nach einer Untersuchung der Centralen Marketing-Gesellschaft der deutschen Agrarwirtschaft (CMA) die Zahl derer, die regelmäßig im Bioladen einkaufen, von 1980 bis 1996 verdreifacht hat: von fünf auf 17 Prozent. Und während noch 1992 nur jeder dritte bereit war, auch deutlich mehr für Bio zu bezahlen, will jetzt fast die Hälfte aller Befragten tiefer in die Tasche greifen.

Selbst Muskelmänner mutieren zu Öko-Freaks: Nach einer Umfrage des Allensbach-Instituts im Auftrag des Fitnessblattes *Men's Health* votierten 1997 zwei Drittel "für den Verzehr von biologisch reinen Nahrungsmitteln" – elf Jahre zuvor, 1986, waren es nur 43 Prozent.

Der deutsche Mann befindet sich damit im weltweiten Trend, so das Fazit einer globalen Markt-Analyse der Branchenvereinigung BioFair: "Der Konsument wandelt sich vom militanten zum normalen Konsumenten, dem Gesundheit so wichtig ist wie Fitness, der sich um die Umwelt kümmert, solange es nicht allzu unbequem wird."

Neuerdings können zumindest manche Bio-Kunden zu Hause ganz lässig auf den Bio-Korb warten. Denn 120 Öko-Produzenten überall in

Deutschland liefern neuerdings Sellerie und Möhren direkt ins Haus, zum Beispiel im Frankfurter Raum, in Berlin, in Niedersachsen. Bio-Bauer Michael Braun aus dem schwäbischen Vaihingen karrt seine Abo-Kisten zum Kunden, auch die Hamburger Gärtnerei Sannmann. "Wir sind Bio-Gärtner geworden, weil wir den Leuten die Natur wieder nahebringen wollen", sagt Christoph Muttscheller vom Verband der Gemüseabo-Betriebe. Immer mehr Ökos haben ihre Homepage im Internet: Die Naturkostläden (www.naturkost.de), der Verband nur natur (www.nurnatur.de) und die Öko-Winzer (www.ecovin), der Informationsdienst Mag List (www.umwelt.de) ebenso wie die Informationskampagne für den Öko-Landbau (www.dainet.de). Sogar sexy geht es zu, auf den Webseiten der Öko-Werbeagentur von Wolfgang Kurtz: Auf einer der hinteren Seiten läßt ein junges Gemüse beim virtuellen Striptease alle Hüllen fallen (www.kpunkt.com/nature).

Wer das als zu entfremdet empfindet, kann auch eine ganz persönliche Beziehung zu seinem Mitgeschöpf, dem Tier, aufbauen. Der Biobauernhof Luisenau in Ostdeutschland beispielsweise hat ein Projekt namens Rent-a-Rind ins Leben gerufen, der brandenburgische Umweltminister Matthias Platzeck war einer der ersten Hornvieh-Mieter: Er hat das braune Angusrind Edda angemietet. Jeder Mitbesitzer kann sein Tier nach dessen Ableben in Teilen erwerben.

Rund um den Globus breitet sich die Bio-Gemeinde aus. In Estland, Lettland, Litauen, in Tschechien und Ungarn schließen sich die Farmer zu Öko-Organisationen zusammen. In Costa Rica verkauft die Supermarktkette Mas por Menos Bio-Bananen, aber auch Brombeeren, Kaffee, Kakao. In den benachbarten mittelamerikanischen Staaten El Salvador, Guatemala, der Dominikanischen Republik etabliert sich die Bio-Bewegung. In Argentinien werden schon auf 180.000 Bio-Hektar Obst und Tee, Milch, Eier, Honig erzeugt, dazu 150.000 Liter Wein. Schon 1995 wurde nach Ermittlungen des Branchenverbandes BioFair für zwölf Millionen Dollar Bio-Lebensmittel exportiert.

Überall ist Bio-Land: in Gambia, Togo, Gabun und Tanzania, natürlich auch Südafrika.

Ein Bio-Weltverband hat sich aufgemacht, den Öko-Dschungel mit einheitlichen Kriterien überprüfbar zu machen: IFOAM, so heißt der Öko-Weltbund.

Doch die Überprüfung der 650 Mitgliedsverbände in 101 Ländern ist schwierig, auch die zuständigen IFOAM-Oberen können kaum weltweit kontrollieren.

So bleibt in vielen Ländern noch ein gewisser Interpretationsspielraum.

In Italien, wo ja vieles lässiger ist als in nördlicheren Regionen, kann beispielsweise ein Risotto-Bauer nur einen Teil seiner Flächen auf Bio umstellen – nach den strengen deutschen Bioland-Richtlinien beispielsweise ginge das nicht. Entweder ganz Bio oder gar nicht.

Das Gut von Andrea Vercellone, jenem Mann, der aussieht wie Adriano Celentano, könnte deshalb in Germanien keine Öko-Risottoreis verkaufen. Was schade wäre, denn der schmeckt prima.

5.

Glühendes Messer

Blendende Geschäfte für Etikettenschwindler
Wie Rentner Haberditzl vergeblich nach glücklichen Kühen suchte /
Die Mogelmarken der Agro-Industrie / Lob der Heimat: Deutsches
Hähnchen aus Holland / X-Beine und Monsterbrüste: Das schwere
Los der guten Pute

Als Bernd Haberditzl den Supermarkt betrat, konnte er nicht ahnen,
daß sein Besuch bald für Aufsehen im ganzen Land sorgen würde.
Bernd Haberditzl ist Rentner, ein Pensionist, wie man in seiner Heimat sagt. Er stammt aus Innsbruck, war dort früher bei der Eisenbahn
angestellt in der Rechtsabteilung. Jurist, der er ist, interessiert er sich
heute noch sehr dafür, ob alles mit rechten Dingen zugeht.
Im Supermarkt, einer Filiale von Interspar am Sillpark, steuerte er die
Fleischtheke an. Dort lagen Schnitzel, Braten, Tafelspitz aus, alles von
ganz besonderer Güte, streng kontrolliert und von österreichischer
Herkunft. Dafür verbürge sich die AMA, die Agrarmarkt Austria Marketing Ges.m.b.H., eine Absatzförderungsgesellschaft der Landwirtschaft in der Alpenrepublik.
Das AMA-Gütesiegel garantiere, so verheißt die Werbung, daß die
österreichische Herkunft des Fleisches noch an der Supermarkt-The-
ke nachzuweisen sei.
Jurist Haberditzl nahm das wörtlich: "I hob do gfragt, von was für
Tiere dös Fleisch stammt do in der Theke." Die Antwort war nicht sehr

hilfreich, berichtet der Pensionist: "Jo von dem Fleisch in der Theke geht das nicht." Kunde Haberditzl notierte daher, zwecks weiterer Recherchen, die auf der Packung vermerkte Chargen-Nummer: W 131963, sowie den Lieferanten, die Firma Berger aus Wien, Rennweg 56.

Als Haberditzl, der sich ehrenamtlich für den Tierschutz engagiert, gelegentlich zu einem Kongreß nach Wien reiste, besuchte er im dritten Bezirk die Firma Berger und zeigte seine Chargen-Nummer. Ein hilfsbereiter Herr namens Treindl forschte in den Unterlagen nach – und fand auch den Absender der Lieferung: die Firma Grandits am Schlachthof in Wien-St. Marx. Haberditzl begab sich auch dorthin und wurde von Herrn Grandits jun. empfangen. Der hatte nun zwar keine Chargen-Nummer, konnte aber telefonisch bei jener Firma Berger das Datum der Lieferung erfragen und mit Hilfe eines Schlachthofangestellten, dem Ing. Sporer, eine Reihe von "Schlachtnummern" ausfindig machen. Die führten aber auch nicht geraden Weges zum Bauern, sondern zunächst zur Firma SGS Astria Controll-Co. Ges.m.b.H., ansässig im ersten Bezirk. Dort endete die Odyssee des Pensionisten: "Dort hat man mir dann erklärt, man gebe mir keine Antwort: Datenschutz."

Haberditzls Ermittlungen blieben zwar erfolglos, doch nicht ohne Folgen: Der Fall kam ins Fernsehen, die Grünen im Wiener Parlament griffen den Vorgang auf und fragten die Regierung förmlich: "Welche Möglichkeiten hat der Konsument, die Herkunft eines AMA-Produktes zu erfahren?"

Die Antwort kam von Magister Wilhelm Molterer, Bundesminister für Land- und Forstwirtschaft. Der bestätigte: "Die 'Richtlinien Frischfleisch' des AMA-Herkunfts- und Gütezeichens sehen vor, daß die Einhaltung der Herkunfts- und Qualitätsanforderungen vom Landwirt bis zur Theke sichergestellt wird." So hatte es sich der Pensionist Haberditzl ja auch vorgestellt. Vorgesehen ist allerdings nicht, daß ein Pensionist alles wörtlich nimmt und selbst Nachforschungen anstellt. Denn dafür gibt es Berufenere: Die Herkunft der Viecher mit AMA-Siegel, so der Minister, werde "von einem unabhängigen Kontrollunternehmen ständig überwacht". Der Kunde sollte Vertrauen haben,

Fragen seien zwecklos. Denn: "Die Weitergabe von Daten an Dritte ohne Zustimmung des Betroffenen ist jedem Kontrollunternehmen aus Datenschutzgründen generell verboten."

Doch selbst wenn alle Beteiligten die Daten freigäben, wäre die Herkunft des Schnitzels, die Heimat des Schweines, nicht so ohne weiteres festzustellen. Denn im Supermarkt werden ja keine Schweine verkauft, sondern Schnitzel und Haxen, zerlegte Schweine also. Und das macht die Sache schwierig, räumte der Minister ein. So sei die "Rückverfolgbarkeit" bis ins "Stadium der Grobzerlegung"des Rindes und des Schweines "sehr wohl möglich". Der Grobzerlegung folgt aber die Feinzerlegung, sodann werden die herausgeschnittenen Stücke "zu einer Charge zusammengefaßt". Und weil in so einer Charge Fleisch von Tieren verschiedener Bauern zusammengefaßt sei, seien diese dann eben nicht mehr zu identifizieren.

Es ist also eher eine Glaubensfrage, die Sache mit dem heimischen Fleisch. Man muß einfach dran glauben, wenn der Minister versichert: Der Nachweis der "österreichischen Herkunft", sei "immer lückenlos gegeben". Ob die Tiere in ihrer österreichischen Heimat auch glücklich sind, das ist dann noch eine andere Frage. Als die österreichischen Grünen nämlich in einer weiteren Anfrage wissen wollten, ob die heile Welt der Werbung, in der "fröhliche Sennerinnen und glückliche Kühe" auftreten, wirklich so heil ist und die AMA-Produkte wirklich von diesen "fröhlichen Sennerinnen und glücklichen Kühen stammen", mochte der Minister dies so nicht bestätigen. Er legte nahe, die Aussage nicht besonders ernst zu nehmen: Es handle sich um "eine typische werbliche Aussage".

Die Werbeleute wissen, was Frauen wünschen, und Männer auch: glückliche Kühe auf saftigen Wiesen. Doch die Wünsche der Verbraucher werden eigentlich nur noch von den Werbeleuten ernstgenommen. Sie schaffen deshalb eine wunschgemäße Welt der Illusionen mit glücklichen Kühen, gackernden Hühnern, guten Puten.

Wenn die Wünsche der Verbraucher wirklich ernstgenommen würden, dann dürfte es die industrielle Agro-Produktion schon längst nicht mehr geben: 92,3 Prozent der Verbraucher forderten einer 1997 veröffentlichten Umfrage der Zeitschrift *Brigitte* zufolge: "Nicht artgerechte Massentierhaltung sollte ausnahmslos verboten werden."

Da solche Massentierhaltung aber nicht verboten ist, sondern die vorherrschende Produktionsweise, müssen die Agro-Industriellen schon aus Image-Gründen den Eindruck erwecken, als ob sie wunschgemäß produzierten. Worauf es ankommt, weiß die Branche ganz genau: "Bio" sei der "Mega-Trend der Zukunft", verkündete Anfang 1997 Antonius Nienhaus, damals Hauptgeschäftsführer der Centralen Marketing-Gesellschaft der deutschen Agrarwirtschaft (CMA). Die CMA ist die deutsche Version der österreichischen AMA und eigentlich kein Öko-Verein im engeren Sinne. Die CMA wird von den Landwirten finanziert und von den Interessensverbänden der Agro- und Lebensmittel-Industrie gesteuert. 52 Prozent des Grundkapitals halten Landwirtschafts-Lobbyisten, 45 Prozent die Lobby-Verbände der Ernährungsindustrie und des Handels, drei Prozent die Forstwirtschaft. Die Werbemacht der CMA ist mit einem Jahresetat von über 170 Millionen Mark enorm.

Eigentlich müßten die Bauern begeistert sein, daß die CMA für sie millionenteure Werbung macht. Doch nicht alle sind gleichermaßen angetan. Als "Selbstbedienungsladen der Ernährungsindustrie und Verschwendungsinstitution von Bauerngeldern" beschimpfte beispielsweise die Arbeitsgemeinschaft bäuerliche Landwirtschaft die CMA . Nun ist die Vermarktungsagentur (bekanntester Slogan: "Fleisch ist ein Stück Lebenskraft") auch in einer prekären Position. Einerseits hatte ja schon Antonius Nienhaus das Bedürfnis nach natürlicher Nahrung früh erfaßt und "Bio" zum "Mega-Trend" ausgerufen. Dennoch fällt es der CMA schwer, für Bio so richtig Reklamepower zu entfalten, denn damit hätte er ja die Mehrheit in seinem Lobbyistenverein vor den Kopf gestoßen: 98 Prozent der landwirtschaftlichen Produktion ist eben leider nicht Bio-Produktion, sondern solche mit Gift und Kunstdünger, mit Quäl-Ställen für Schweine, Hühner, Kälber, Puten.

Ein schwieriges Dilemma. Der verbraucherfreundliche Ausweg, einfach auf Öko-Erzeugung umzusteigen, verbietet sich, weil die erdrückende Mehrheit der Agrarier dies nicht will. Die CMA versucht ersatzweise, die Erzeugnisse der Agrar-Fabriken möglichst nah an die Bio-Sphäre und ans Idyllisch-Kleinbäuerliche heranzurücken: alles eine Frage des Marketings. Daher sei, so ein CMA-Papier zu Marketingstrategien, die Bio-Produktion "als Imageträger für die gesamte Agrarwirtschaft interessant".

So darf das Publikum einige der Agrar-Akteure bewundern, schön ausgeleuchtet, auf Hochglanzpapier, in teuren Anzeigen. Wir lernen dabei beispielsweise den 27jährigen Carsten Hübner kennen, Obstbauer aus Drewitz bei Berlin. Der setzt, wie er in der Anzeige sagt, "auf die Helfer der Natur". Bei der Schädlingsbekämpfung betreibt er die "Integrierte Produktion". Die sei "für alle deutschen Obstbauern heute eine Selbstverständlichkeit". Bei der "Bekämpfung der Schädlinge helfen Marienkäfer, Florfliegen, Raubmilben, Schlupfwespen und Vögel". Daß dabei immer noch Chemie zum Einsatz kommt, räumt er allerdings ein. So werden mit CMA-Geldern die Grenzen verwischt zwischen den wenigen echten Öko-Obstbauern und denen, die zur Giftspritze greifen.

Der 42jährige Rüdiger Faustmann, auch ein CMA-Anzeigen-Star, ist Kartoffelanbauer im sächsischen Naundorf. Er produziert auf 410 Hektar 12.000 Tonnen Speisekartoffeln: "Wir praktizieren umweltgerechten Anbau", verkündete er stolz im Magazin der *Frankfurter Allgemeinen Zeitung*. Wer ihn allerdings fragen möchte, wie er seine 12.000 Tonnen bewältigt, so mutterseelenallein, wie er sich in der Anzeige präsentiert, und sogar umweltgerecht, der tut sich schwer.

Rüdiger Faustmann ist im Telefonbuch nicht zu finden. Die CMA erklärt auf Anfrage, sie könne die Telefonnummern ihrer Anzeigen-Stars nicht so ohne weiteres bekanntgeben. Einer aus dem Schwarzwald hätte sich nämlich vor Verehrerinnen kaum retten können, drei Damen wollten ihn gar gleich vor den Traualtar schleppen – dabei war der Bauersmann glücklich verheiratet und Vater zweier Kinder. Verständlich, wenn die Kontaktaufnahme deshalb erschwert wird. Nicht ganz einfach ist es allerdings auch, wenn man, wie der Pensionist Haberditzl, ohne solche Hintergedanken gern Kontakt aufnähme zu

einem Bauern, einfach um zu erfahren, wer das Fleisch für den Supermarkt erzeugt hat.

Für Karstadt beispielsweise. Karstadt verkauft Fleisch der Marke
"Bauernlob", mit einem CMA-Prüfsiegel aus "kontrollierter Aufzucht".
Auf den Prospekt haben die Werbe-Künstler einen hübschen Hof
gemalt, denn: "Alle Tiere müssen von bäuerlichen Betrieben stammen,
wo sie tiergerecht gehalten werden." Der Reklamezettel versichert
auch, "daß die Herkunft des Fleisches bis zum Erzeuger zurückverfolgt
werden kann."

In der Filiale in der Stuttgarter Königstraße, die ganz neu renoviert ist,
sehr edel und gourmetmäßig ausgestattet, kann der Mann von der
Fleischabteilung das Prospektversprechen nicht einlösen: "Von welchem Bauern das kommt, weiß ich auch nicht."

Umweltgerecht, kontrolliert, integriert: Das klingt alles sehr nach Bio-
Produktion. Dabei wissen die wenigsten Kunden, was damit gemeint
ist. Nach einer CMA-Untersuchung kennen immerhin 82 Prozent den
Begriff "biologische Nahrungsmittel". Nur wenige können indessen
die verschiedenen "alternativen Nahrungsmittel" unterscheiden. Nur
einer von vier Konsumenten kennt laut CMA-Umfragen den Begriff
"Integrierter Anbau". Bei einer Umfrage unter westdeutschen und ostdeutschen Verbrauchern konnte sogar nur eine winzige Minderheit
korrekt angeben, was unter integriertem Anbau zu verstehen ist:
Ganze 1,5 Prozent der Befragten im Westen und 1,3 Prozent im Osten
wußten, daß bei der "Integrierten" Methode Kunstdünger und Gift
ebenso integriert sind wie jene Schlupfwespen und Raubmilben des
CMA-Obstbauers aus der Werbung. Beim "kontrollierten" Anbau
glaubten gar 16 Prozent im Westen und 26 Prozent im Osten, es handle
sich um ökologischen Landbau. "Angesichts der offensichtlichen Verwechslungsgefahr" raten die Autoren um den renommierten Neu-
brandenburger Professor Ulrich Hamm den echten Öko-Anbietern,
auf den Begriff "kontrolliert" zu verzichten, solange keine staatlichen
Mindestnormen dafür gelten. Immerhin pries ein Schild an jenem
schweinepestverseuchten ostdeutschen "Tierzuchtgut Losten" mit
seinen 62.000 Tieren die "kontrollierte Produktion", und "kontrollierte

Qualität" verspricht auch der westfälische Wurstfabrikant Stockmeyer, der sich Teile seiner Rohware von der belgischen Schmuggler-Mafia liefern ließ: Beef unter BSE-Verdacht. Stockmeyer-Würste wurden dennoch von der CMA mit dem CMA-Gütezeichen beworben: "Aus deutschen Landen sicher auf den Tisch". Der Kunde wundert sich: Das ist nun nicht gerade das, was man sich unter Fleisch von glücklichen und gesunden Tieren vorstellt.

Die Groß-Agrarier und die Supermärkte unternehmen verständlicherweise nicht sehr viel, um die Verwechslungsgefahr zu beseitigen. Ihnen wird es auch nicht unangenehm sein, wenn sie vom positiven Image der echten Bio-Bauern profitieren. Die Schweizer Einzelhandelskette Migros hat ihre beiden Labels für Bio-Erzeugnisse und solche aus der Integrierten Produktion (IP) eher noch ein bißchen angeglichen. Der Effekt: "Die Migros verwirrt sogar die kritischen Kunden mit den Labels", schrieb das Magazin *Facts* im Sommer 1997. Denn, so *Facts*: "Die Kennzeichnung der grundverschiedenen Produkte ist damit jetzt so ähnlich, daß selbst kritische Konsumenten ins Zweifeln geraten und unsicher sind, ob sie nun ein IP-Produkt oder ein Bioprodukt kaufen."

"Die einst als Orientierungshilfe gedachten Labels führen heute hauptsächlich zur Verwirrung der Konsumenten", konstatierte die Züricher Weltwoche. Es drängt sich der Eindruck auf, daß viele Erzeuger diese Verwirrung geschickt nutzen, um den Leuten ordinäre Massenware aus Tierfabriken und Giftgärten unterzujubeln. Für den Verbraucher wird es immer schwerer, zwischen Werbung und Wahrheit zu unterscheiden.

"Unser Programm ist das anspruchvollste, das es derzeit auf der Welt gibt", verkündete der damalige CMA-Chef Antonius Nienhaus bei der Einführung des CMA-Prüfsiegels fürs kontrolliertes Fleisch. Die ersten, die die Plakette beantragten, zählen zu den großen Adressen der deutschen Fleischindustrie: die Moksel AG im bayerischen Buchloe, die Norddeutsche Fleischzentrale in Bad Bramstedt, die Westfleisch, die Herta GmbH. Als Pioniere der Öko-Bewegung sind diese bislang nicht hervorgetreten. Die "tiergerechte Haltung", die sie laut CMA-

Werbung praktizieren, ist auch nicht unbedingt als Bio zu betrachten, räumte der CMA-Chef ein: "Das ist nicht ökologisch."

Trotzdem haben sich einige echte Bio-Unternehmen, wie die ostdeutsche Firma Biopark, das CMA-Siegel verleihen lassen – weil mangelhaft informierte Kunden das Label irrtümlicherweise als Glücksbeweis fürs Vieh betrachten. In Österreich war das genauso, weshalb die CMA-Schwester AMA in einem Prospekt das offizielle Bio-Siegel der österreichischen Öko-Bauern abdrucken kann. So dienen die aufrechten Öko-Bauern gleichsam als Vertrauenslieferanten für die Fleischindustrie.

Die Verwirrung wird komplett durch ein weiteres CMA-Zeichen: Das CMA-"Gütezeichen". Das "Gütezeichen" unterscheidet sich vom "Prüfsiegel" optisch kaum: Es trägt das CMA-Logo und die CMA-Farben grün-rot. Und während das Prüfsiegel "Deutsches Qualitätsfleisch aus kontrollierter Aufzucht" verspricht, attestiert das Gütezeichen "Markenqualität aus deutschen Landen. Ständig neutral kontrolliert".

Das CMA-Gütezeichen ziert industrielle Erzeugnisse aller Art. Mit Natürlichkeit muß das im engeren Sinne nichts zu tun haben, wie sich beispielsweise zeigt an verschiedenen Erzeugnissen aus dem Hause Wiesenhof.

"Wiesenhof" klingt schön, hat aber mit Wiesen oder gar einem Hof in diesem Falle nur sehr indirekt etwas zu tun. Es handelt sich um eine Handelsmarke des Lohmann-Wesjohann-Konzerns. Der ist außerhalb der Fachwelt eher unbekannt, weil er es vorzieht, dem Publikum in den Supermärkten unter dem idyllischen Namen "Wiesenhof" entgegenzutreten. Dabei hätte der Konzern eine größere Publicity durchaus verdient, denn es handelt sich um einen riesigen, in Fachkreisen sehr angesehenen internationalen Agro- und Pharma-Konzern, der 1997 auf einen Umsatz von 1,7 Milliarden Mark kam. Der Konzern betreibt Brütanstalten, Arzneimittelfirmen, Futtermittelfabriken, und dazu einen ganzen Verbund von Geflügelmastanstalten und Schlächtereien, in denen allein Millionen Masthähnchen pro Jahr erlegt werden, und außerdem Fertigkostfabriken.

Die produzieren zum Beispiel einen Truthahn-Bierschinken mit CMA-Logo, erhältlich im Kaufhof für 1,99 Mark pro 80-Gramm-Packung. Das Plastiketikett verspricht reinen "Geflügel-Genuß", und zwar ohne Einschränkung: "100 % Geflügel – 100 % Geschmack". Alles werde "ständig neutral kontrolliert", dafür bürgt mit ihrem Stempel die CMA. Ein begnadeter Rechner kann der CMA-Kontrolleur indessen nicht gewesen sein. Denn die Packung mit "100 Prozent Geflügel" enthält mehr als 100 Prozent: Das Etikett des Delikateß-Truthahn-Bierschinkens dokumentiert die zusätzlichen Inhaltsstoffe ausführlich: "Trinkwasser, jodiertes Nitritpökelsalz, Glukose, Lactose, Gewürze, Stabilisator: Natriumcitrat, Würze, Geschmacksverstärker: Natriumglutamat, Antioxidationsmittel: Natriumisoascorbat".

Wer eine feine Nase hat, meidet das Erzeugnis, denn nach Öffnen der Kunststoffverpackung verströmt es einen geflügelfremden, strengen Geruch. Was die CMA mit ihrem "Gütezeichen" als "Güte" adelt, muß also nicht jener Güte entsprechen, die der Feinschmecker sich wünscht.

Ähnlich unfein riecht ein Fleischsalat von der Firma Merl, der im Kaufhof feilgeboten wird für 2,69 Mark pro 200-Gramm-Plastikbecher. Was daran, wie das CMA-Siegel verspricht, "ständig neutral kontrolliert" wird, erschließt sich ebenfalls nicht auf Anhieb. Laut CMA gehört eine "sensorische Prüfung dazu", also Geruch und Geschmack. Der CMA-Prüfer muß nicht nur ein schlechter Rechner, sondern auch an Nase und Gaumen recht abgehärtet sein. Denn die von blaßroten Streifen durchzogene, glänzend-weiße Masse riecht nach Plastik und schmeckt auch kräftig nach den Künsten des Chemikers. Der war auch, tatsächlich, laut Packungsaufschrift, bei der Rezeptur beteiligt. Das Gemenge wurde zwar, wie die Packung verkündet, "ohne Zusatz von Konservierungsstoffen" hergestellt, dafür aber mit: "Fleischbrät (Schweinefleisch, Rindfleisch, Speck, Wasser, Stärke, Nitritpökelsalz, Stabilisator: Ascorbinsäure, Gewürze), pflanzliches Öl, Gurken, Wasser, Zucker, Weinessig, Senf, Eigelb, Salz, Gewürze, Erbseneiweiß, modifizierte Stärke, Verdickungsmittel (Johannisbrotkernmehl, Guarkernmehl, Natriumalginat), Geschmacksverstärker: Natriumglutamat".

Immerhin versichert der CMA-Stempel, daß alles, samt Natrium-alginat und Guarkernmehl, "aus deutschen Landen" stammt. Denn auf das Deutschtum legt die CMA besonderen Wert. In der Frauenzeit-schrift *Marie Claire* beispielsweise verkündet ein Jodler-Gockel mit Lederhose und Gamsbart: "Ein deutsches Hähnchen erkennen Sie nicht am Trachtenlook", sondern an jenem Gütezeichen für die "Mar-kenqualität aus deutschen Landen". Deutsch sein heißt, gesund sein, glücklich und satt, jedenfalls im Falle des Gockels: "Ein deutsches Hähnchen wird tiergerecht in Bodenhaltung mit hochwertigem Futter aufgezogen."

Eine schöne Vorstellung in Zeiten globaler Verflechtung, daß Deutsch-tum für das Gute bürgt, sichtbar am CMA-Logo. Leider aber ist es nicht ganz so einfach. In Zeiten der industriellen Nahrungsproduktion ist es komplizierter mit den nationalen Identitäten.

Da gibt es zum Beispiel jene "Puszta Hähnchenbeine". Die haben mit Ungarn nicht sehr viel zu tun. Sie werden in einer großen Halle am Rande des thüringischen Ortes Hainspitz auf Paletten verladen. Ver-mutlich sind es also deutsche Hähnchenbeine. Jede Packung trägt auf der Plastikhülle auch das bekannte CMA-Gütesiegel für "Marken-qualität aus deutschen Landen". Ein Gabelstapler hebt die Hähnchen-bein-Paletten in einen riesigen Sattelschlepper. Der soll die Sachen, zusammen mit anderen feinen Häppchen wie etwa "Hühnerklein mit Gemüse", in Supermärkte des "Metro"-Konzerns zwischen München und Berlin bringen.

Merkwürdig nur: Der Sattelschlepper trägt ein holländisches Kenn-zeichen. Vor dem Firmengebäude steht auch ein Opel Vectra mit hol-ländischer Nummer. Und auch der Geschäftsführer ist ein Holländer, ein hagerer, grauhaariger Herr. Denn die Marke Astenhof, die Halle und Hähnchenbeine ziert, gehört zu dem niederländischen Geflügel-konzern Goossens. Der schlachtet in Holland täglich 160.000 Stück Federvieh und hat auch in den Wäldern um Hainspitz einige Hähn-chenmastanlagen aus alten DDR-Zeiten übernommen. Die deutsch-holländische Firmenfamilie schafft sinnvolle Synergie-Effekte, meint der freundliche Geschäftsführer aus Holland. Denn dank der geschäftlichen Verbindung zwischen holländischen und deutschen Hähn-chen-Erzeugungsfabriken können allfällige Lieferlücken schnell ge-schlossen werden: "Wenn wir in Holland Überschüsse haben, bringen wir sie hierher, und umgekehrt."

Nun müssen natürlich die holländischen Hähnchen nicht schlechter sein als die deutschen. Es wäre wohl im vereinten Europa auch eine Form von irregeleitetem Nationalstolz, der Massenware aus der Hei-mat höhere Qualität, ja ein glücklicheres Leben zuzuschreiben als der Massenware aus dem Nachbarland. Zumal nicht nur Goossens/Astenhof grenzüberschreitend produzieren, sondern auch zahlreiche andere Hühnerhersteller, Eiererzeuger oder Putenproduzenten.

Die CMA singt gleichwohl unverdrossen das hohe Lied der Heimat, bringt uns die Erzeugnisse der Agro-Industrie mit einem nationalen Akzent nahe, als ob das Deutschtum eine besondere Form der Le-bensqualität sei, für uns und das Mitgeschöpf. "Alles Gute, die deut-sche Pute", reimen die Reklamedichter von der CMA beispielsweise.

Nun gilt Deutschland tatsächlich in Branchen wie der Auto-Industrie als Garant für Produktqualität. Lebensqualität muß damit indessen nicht zwingend einhergehen, bei den Menschen nicht, und auch nicht bei den Puten. Viel Raum für Individualität bleibt der deutschen Pute zumeist nicht. Sie lebt in der Regel in recht großen Gesellschaften: In einem durchschnittlichen Stall der Firma Heidemark, die zu den Marktführern gehört und mit Staatsgeld eine riesige Schlachtanlage bei Magdeburg gebaut hat, und kleinere Bauern mit der Lohnmast betraut, leben 5.000 Puten. Im niedersächsischen Kreis Cloppenburg halten die Puten-Mäster im Durchschnitt 10.000 Tiere, in größeren Ställen drängeln sich bis zu 25.000 Tiere. Da geht es natürlich nicht immer ganz friedlich zu. Einsteiger im Puten-Business müssen mit aggressivem Federvieh rechnen, warnt das Merkblatt 291 der Deut-schen Landwirtschafts-Gesellschaft. Im Massenstall, so das Merkblatt, "neigen Mastputen zu Federpicken und Kannibalismus", weshalb empfohlen sei, vorsorglich "die Schnäbel zu kupieren". Dem Anfänger seien detaillierte Handreichungen gegeben:

"Es stehen zwei erprobte Methoden zur Verfügung: das Kupieren des Oberschnabels mit Hilfe eines glühenden Messers und das Kupieren mit Hilfe eines Laserstrahles. Bei letzterem wird beim Eintagsküken an der vorgesehenen Trennstelle ein Loch in den Oberschnabel gebrannt. Hierbei fällt die Schnabelspitze nicht unmittelbar, sondern erst nach einigen Tagen ab. Somit können die Tiere in den ersten kritischen Tagen problemlos Futter aufnehmen."

Das Merkblatt zeigt: Es waltet, bei aller Massenabfertigung, doch ein bißchen Mitgefühl fürs Mitgeschöpf. Die Experten aus der Geflügelindustrie sehen aber auch den Mäster als Menschen, der durch die unschöne Arbeit in der eigenen Tierfabrik seelisch Schaden nehmen könnte: "Der Putenmäster unterliegt neben der körperlichen Belastung auch einer psychischen, da die Gefahr von Tierverlusten durch unzureichende Aufnahme von Wasser und Futter sowie durch Erdrücken sehr hoch ist", weiß ein maßgebliches Fachorgan, das *DGS Magazin*.

Glücklicherweise kann der sensible Putenfabrikant die seelische Belastung mindern, indem er dem Exitus im Putenstall medikamentös entgegenwirkt. Er kann, ganz legal, einen ganzen Cocktail gesetzlich zugelassener Arzneimittel täglich ins Futter kippen.

Der Kritische Agrarbericht 1997 beschreibt solche Rezepturen: "Industriell hergestellte Fertigfuttermittel für Puten enthalten neben einem Kokzidiose- und Schwarzkopfkrankheit-Prophylaktikum häufig auch nutritiv wirksame Fütterungsantibiotika, die die Futterverwertung verbessern sollen. Als zugelassene Antibiotika werden bei Puten bis zur 26. Woche Flavophospholipol, Spiramycin, Virginamycin und Zinkbacitracin eingesetzt. Kokzidiostatika wie Monensin, Amprolium, Robenidin, Halofuginon, Metichlorpindol oder Lasalocid sind zumeist bis zur 12. Woche im Futter enthalten. Zur Verhütung der Schwarzkopfkrankheit bei Puten sind Nifursol und Ipronidazol zugelassen."

Der Kritische Agrarbericht findet diesen Medikamenteneinsatz "unverantwortlich". Humorbegabte Veterinäre aus dem Norddeutschen nehmen es eher von der heiteren Seite: "Wer Putenschnitzel ißt, kann sich den Weg in die Apotheke sparen." Der Konsument erfährt davon natürlich nichts, er hört nur regelmäßig, daß Rückstände von derlei Mitteln im Putenfleisch gefunden wurden. Verborgen bleibt, von welchem Industriebetrieb das betreffende Schnitzel stammte und in welchem Supermarkt es verkauft wurde.

Der Supermarkt als Daseinszweck und -bestimmung: Für die Truthühner hat ein Leben, das auf neonbeleuchtete Kühltheken hin zielt, nur wenig Freuden zu bieten. Es währt auch nicht sehr lange. Dank der imposanten Futter-Mixtur wachsen sie rapide: Die weiblichen Tiere erreichen in 16 Wochen 9,5 Kilo und die Hähne in 22 Wochen 19,5 Kilo Lebendgewicht. Dieses ist, weil die Tiere vor allem wegen ihrer Brust geschätzt und gekauft werden, ein bißchen ungleichmäßig verteilt. Die Brust hat dank züchterischer Künste ein gewisses Übergewicht bekommen, weshalb die Pute Mühe hat mit dem aufrechten Gang. "Man muß sich das vorstellen wie bei einem Wanderer, der sich einen schweren Rucksack vorn auf die Brust geschnallt hat", sagt Professor Ulrich Neumann, Leiter der Klinik für Geflügel an der Tierärztlichen Hochschule Hannover. Das dauernd drückende Gewicht geht natürlich auf die Knochen. Das gebeugte Tier bekäme, sagt Neumann, "X-Beine" oder "verdickte Beine".

Die unheilvolle Gewichtsverteilung hat leider auch zur Folge, daß die Fortpflanzung bedroht ist, weil der Puter die Pute kaum noch besteigen kann aus statisch-dynamischen Gründen. An seine Stelle tritt deshalb der Mensch, allerdings in einer nicht ganz artgerechten Rolle: als "Truthahn-Masturbator". Dessen Tagwerk verlangt, wie die belgische Zeitung *De Morgen* einmal beobachtet hat, viel Übung und ein feines Gespür fürs Tier. Denn der Mann verrichtet seine Arbeit auf oralem Wege, so das belgische Blatt: "Er nimmt dem Truthahn per Blasrohr Sperma ab und überträgt es den Hennen."

Das Leben, solchermaßen der freudigen Elemente beraubt, bleibt bloßes Vegetieren in einer Welt, in der auch der Mensch schließlich zu absurden Verrichtungen genötigt ist. Mit natürlichen Verhältnissen, wie es der romantische Kunde gern hätte, hat es nicht viel zu tun. Das gilt erst recht fürs Lebensende in der Geflügelfabrik. Für Pietät ist kein

Platz: "Der Trend geht auch hier zur Vollautomatisierung", meldet das Fachorgan *Die Ernährungsindustrie*. So werden beispielsweise die Broiler, wie im Fachjargon die Masthähnchen genannt werden, gleichsam fließbandmäßig entleibt. Das Fachblatt beschreibt das System, nüchtern und ohne Mitgefühl für Broilers letzten Gang, eigentlich ein mechanischer Vorgang, bei dem der Todeskandidat, noch lebend, schon am Haken hängt: "Die Hängebahnen transportieren die Broiler nacheinander durch den Betäuber, Töter, Brüher und Rupfer." Immerhin ist der Gockel nicht ganz allein in so einer Lage: Bis zu 8.000 Broiler pro Stunde kann eine moderne Anlage verarbeiten, ganz rationell. In der "Töterabteilung", so das Fachblatt, "werden der Kopf und die Luftröhre zusammen mit der Speiseröhre entfernt. Die Därme einschließlich Kropf und Lungen werden dann zusammen mit den Innereien aus dem Körper gezogen". Der verbleibende Rest kommt je nach Bedarf in eine Zerteil- und Filettiermaschine. Die Reste am Knochen nagt ein spezielles "Fleischrückgewinnungsgerät" ab. Diese Fleischreste eignen sich immer noch, so das Fachblatt, "für die Herstellung verschiedener Imbisse und Wurstwaren".

Einer der führenden Anbieter solcher Geräte ist die niederländische Firma Stork. Deren Tochterfirma "Stork Titan" produziert eine "Hochdruck-Formmaschine", mit der sich die Fleischreste zu Hamburgern und ähnlichen Preßwaren verarbeiten lassen. Auch für Brathähnchen hat sie praktische Apparate, wie das "Nu-Tech Bratfertigsystem", das ein revolutionäres Gerät ist, weil es durch einen vollautomatischen "Gedärme/Gallenblasenabnehmer" das fließbandtechnische Entfernen der Eingeweide perfektioniert: Da hängen die Hähnchen dann nebeneinander, dazwischen immer ihr "Eingeweidepaket", das am Stück entnommen wurde von der kühlen Maschine. Ein Vorteil ist, daß da kaum jemand hinsehen muß: Mit Nu-Tech lassen sich, so der Prospekt, "bei 3.600 Stück pro Stunde bereits zwölf Arbeitskräfte einsparen".

Zu den Kunden von Stork gehört unter anderem die Lohmann-Wesjohann-Gruppe mit ihrer vom CMA-Zeichen gezierten Marke "Wiesenhof". Das deutet darauf hin, daß das CMA-Logo nicht unbedingt fürs Idyll und bäuerliche Beschaulichkeit bürgt, sondern für besonders professionelle industrielle Produktion.

Das CMA-Prüfsiegelfleisch werde "im wesentlichen unter den üblichen Bedingungen heutiger intensiver Massentierhaltungen erzeugt", notierte deshalb der Kritische Agrarbericht 1997. Das CMA-Prüfsiegel erlaubt Antibiotika und künstliche Wachstumsförderer ebenso wie die berüchtigten Spaltenböden, auf denen die Tiere rutschen und schlecht stehen können. Mehr noch: die CMA-Regeln behindern sogar eine naturnahe Aufzucht, schreiben faktisch die Turbo-Mast vor, monierte die Zeitschrift *Öko-Test*: "Rindfleisch von Tieren aus artgerechter Haltung mit viel Auslauf und Zeit zum Wachsen ist von der Zeichenvergabe praktisch ausgeschlossen." Denn: Ein Jungbulle beispielsweise darf höchstens 18 Monate alt sein, wenn er auf die Schlachtbank geht. Für eine Weidehaltung ist das viel zu kurz. Absurde Konsequenz: Weil viele Supermarktketten vom Lieferanten das CMA-Label verlangen, haben nach *Öko-Test*-Recherchen einige Bauern ihre artgerechte Freilaufhaltung wieder aufgegeben und auf Intensiv-Mast umgestellt. "Die Weiden werden umgepflügt, die Tiere müssen in den Stall umziehen", sagte Hermann Beimgraben von der Bäuerlichen Erzeugergemeinschaft Süd-West-Holstein dem Reporter des Öko-Magazins.

Ein paradoxer Effekt: Die Kunden wollen glückliche Tiere, kaufen CMA-Fleisch – und fördern damit die Tierfabriken. Für die Öko-Tester war damit das Urteil über das CMA-Siegel klar: "Nicht empfehlenswert".

Andere Marken kamen ebenfalls nicht gut weg. Von der Edeka-Marke "Gutfleisch" rieten die Öko-Tester ab, von der "Landklasse" aus dem Hause Coop Schleswig-Holstein, vom "Saugut Eifelschwein" der Schweine-Vermarktung Rheinland-Pfalz-Saar wie von vielen anderen regionalen Fleischmarken, aus dem Odenwald, aus Thüringen, dem Oldenburger Land. Insgesamt 24 Labels erhielten das Prädikat "Nicht empfehlenswert": Weil Massenhaltung nicht verboten war, weil kein Öko-Futter vorgeschrieben war oder weil nicht einmal die Verfütterung von Tiermehl verboten war. Auch Auslauf gönnten die meisten Erzeuger ihren Tieren nicht. Bei 28 von 59 überprüften Fleischmarken waren nicht einmal die sogenannten Wachstumsförderer verboten, jene Pharma-Cocktails, die für unnatürlich schnelle Gewichtszunahme sorgen. Selbst bei dem hochgerühmten CMA-Fleisch sind diese nicht generell untersagt. Nur 18 von 59 überprüften Marken bekamen schließlich das Prädikat "empfehlenswert".

Zu einem ähnlichen Resultat kam die Verbraucher Initiative, eine deutsche Konsumentenschutzvereinigung, und zog daher das Fazit, viele Markenfleischprogramme seien "Augenwischerei": "Ein Tummelplatz für Trittbrettfahrer". Und die Arbeitsgemeinschaft der Verbraucherverbände (AgV) bemängelte im Frühjahr 1998, "die Richtlinien der Programme seien zu schwammig formuliert". "Besonders ärgerlich" sei, so die AgV, daß die Fleischkonzerne und Supermärkte mit Vokabeln wie "artgerechter" oder "tiergerechter Haltung" werben ohne diesbezügliche Vorschriften für ihre Lieferanten, "ohne Vorgaben an die landwirtschaftlichen Betriebe".

Mehr Vertrauen verdienen die Labels der echten Bio-Verbände: Bioland, Demeter und andere, die sich in der Arbeitsgemeinschaft Ökologischer Landbau zusammengeschlossen haben. Diese Bio-Pioniere bemühen sich um eine naturschonende Erzeugung von Nahrungsmitteln – mit großem Erfolg. Doch mit wachsenden Umsätzen neigen manche Bio-Produzenten zu einer zwar geschäftsfördernden, aber fragwürdigen Aufweichung der ökologischen Prinzipien. Die Kritik in den eigenen Reihen nimmt zu, und namentlich die Tierschützer sind auch nicht immer glücklich über die Lebensbedingungen der Hühner, Rinder, Schweine auf den umsatzstarken Bio-Höfen.

6.

Grüne Hölle

Zoff in der Szene
Big Business in Bio: Kolchosen im Osten, Plantagen in Brasilien /
Weshalb unter Brauern der Bier-Krieg ausbrach / Bio-Bluff bei
Chiquita-Bananen / Öko-Milch im Tetra-Pak? / Die Schizophrenie
der Bewegung

Die Kühe haben es gut hier: Sie sind, zumindest im Sommer, viel an
der frischen Luft. Sie haben Platz und eine prima Weitsicht, denn die
Gegend ist platt, kein Hügel verstellt die Aussicht. So sehen die Rindviecher schon von weitem, wenn Besuch kommt. Denn manchmal
sieht ein Mann nach dem Rechten, flickt die Zäune oder kümmert
sich um die Kuh, wenn diese ein Kalb kriegt, wie ein Cowboy. Hier
reitet er aber nicht, sondern fährt VW Polo, denn die Herde ist groß
und das Gelände weit: 3.000 Rinder leben auf der Halbinsel Darß-
Zingst, auf 3.000 Hektar.
Die Halbinsel liegt, grob gesprochen, neben Rügen, in einer Land-
schaft, die ehedem zur DDR gehörte. Viel Aufbauarbeit wurde seither
geleistet, neue Häuser wurden gebaut mit schmucken Reetdächern,
neue Hotels und Kuranlagen. Das Neue verbindet sich mit dem Alten
zu einer aparten Mischung. Neben einem Kurhaus mit dem verstaubten Charme der 70er Jahre, das in Ruhe vor sich hinrottet, ist im Ost-
seebad Ahrenshoop eine neue Pension erstanden mit einem Café
namens "Namenlos" und Meerblick. Die Begegnungsstätte der Volks-
solidarität ist in einem anderen Dorf erhalten geblieben, hinzuge-

kommen ist das China-Restaurant Hongkong. Für Kurgäste gibt es eine Ausstellung über 40 Jahre Aktfotografie im Osten und überall Wiesen und Kühe, Kühe, Kühe.

Früher waren es noch mehr Kühe, 8.500 Stück lebten auf dem gleichen Gelände. Sie gehörten zum VEG Zingst, dem "Volkseigenen Gut". Nach der Wende kam Karl-Heinz Daetz, aus Rostock, wo er in einem Staatsbetrieb gearbeitet hatte. Hier, am nördlichen Rand der Republik, erkannte er eine Marktchance: Bio. "Diese Region", sagt Geschäftsführer Daetz, "ist für Mensch und Tier schon immer eine Oase gewesen". Und er gründete eine GmbH & Co KG mit ökologischem Anspruch.

Er ließ riesige Ställe bauen, direkt neben den alten Baracken aus DDR-Zeiten, riesige Silos auch fürs Winterfutter, wenn die 3.000 Rindviecher von der Weide geholt werden. Die großen grünen Stallhallen seien, sagt Daetz, nach strengen tierschützerischen Regeln errichtet worden, so streng, daß Fremde draußen bleiben müssen, vor der Seuchenwanne, einer überdimensionalen Pfütze im Eingang, durch die die Rindviecher zum Schutz vor Ansteckung geschleust werden.

Die grünen Eisenkoppeln, in denen die Rinder zusammengetrieben werden, erinnern ein bißchen an den Schlachthof von Chicago, und der 140.000-Mark-Traktor Marke John Deere mit eingebauter Klima-Anlage zeugt von agrarischer Modernität.

Biopark heißt die Marke, zu der dieser Betrieb und 500 weitere gehören – Biopark ist Big Business in Bio. Die Tiere werden, wenn ihre letzte Stunde geschlagen hat, in Schlachthöfe der großen Agro-Konzerne wie Moksel, Anuss und die Norddeutsche Fleischzentrale verfrachtet, und hernach, in Teilen, an Großabnehmer verkauft: Tengelmann, Edeka, Kaiser's, an Nestlés Alete und Hipp, den bayerischen Babykost-Hersteller. Denn Biopark ist der größte unter den deutschen Bio-Anbietern. Neben den Kühen auf Zingst gehören Tausende andere dazu, insgesamt über 60.000 Rindviecher.

Die Konkurrenz aus dem Osten ist der westdeutschen Bio-Szene nicht sehr willkommen. Biobauer Stephan Kreppold, Bioland-Bauer aus der Augsburger Gegend, verkaufte früher einiges an bayerische Abnehmer wie Hipp. Doch mit der Ware aus den östlichen Öko-

Kolchosen kann er nicht konkurrieren: "Wir kommen da nicht mehr unter."

Alete beispielsweise arbeitet, wie Bio-Bauern beklagen, nur mit Lieferanten zusammen, die mehr als 100 Mutterkühe besitzen. Das führte schon zu "innerverbandlichen Unstimmigkeiten" bei kleineren Biopark-Mitgliedsbetrieben, wie die *Bauernstimme* Anfang 1998 berichtete, das Zentralorgan der Klein-Agrarier. Der Zingster Geschäftsführer Daetz hingegen verweist kühl auf die rationelleren Betriebsgrößen im Osten und die rückständigen Produktionsmethoden der Dörfler im Westen: Erst ab 100 Hektar, erzählt er beispielsweise bäuerlichen Besuchern aus Bayern, sei ein Betrieb wirtschaftlich zu führen: "Man kann das Rad der Geschichte nicht zurückdrehen."

Der Streit in der Bio-Szene ist symptomatisch. Plötzlich sind die Bio-Bauern in eine Lage geraten, die vor wenigen Jahren nicht abzusehen war. Plötzlich wollen auch die Supermärkte Bio kaufen, und plötzlich gibt es, dank Deutsch-Ost, Agro-Fabriken, die Bio auch so liefern können, wie es die Großabnehmer wünschen: regelmäßig, in stets gleicher Qualität, in großer Menge und daher billig. Denn die Supermärkte wollen nicht bei Bio ihre wichtigste Waffe im Kampf um die Kundschaft aus der Hand geben: supergünstige Niedrigpreise. Und wenn Läden wie Karstadt, Rewe, Dixi oder Magnet mit Schleuderpreisen die Öko-Kunden locken wollen (siehe Kapitel 7), müssen sich die Bio-Bauern beugen. Der Grünen-Europaabgeordnete und Bio-Bauer Friedrich Graefe zu Baringdorf sieht daher "im Zeitraffer" all die Probleme auf die Öko-Agrarier zukommen, mit denen sich die herkömmlichen Bauern seit längerem herumschlagen: den Streit zwischen den kleinen Familienhöfen und den riesigen Agrarfabriken, die unbarmherzige Preisspirale, die nur den Weg nach unten kennt, die Suche nach immer rationelleren Produktionsmethoden.

Während die herkömmlichen Bauern ohne große Skrupel mit Gift und chemischem Dünger möglichst billig produzieren, hatten die Öko-Bewegten ja ursprünglich höhere Ziele. Sie wollten Lebensmittel anbieten, die gesund sind, die gut schmecken, die guten Gewissens zu genießen sind, weil sie die Umwelt schonen und die Tiere.

Die Bauern in den Verbänden, die sich zur Arbeitsgemeinschaft Öko-logischer Landbau (AGÖL) zusammengeschlossen haben, sind längst keine gamsbarttragenden Bio-Jünger mehr. Sie betreiben die Land-wirtschaft nicht in der lässigen Art jener Landkommunen der 70er Jahre, bei denen die Kuh einsam auf dem Felde stand und allmorgend-lich vor dem Melken mühsam ausfindig gemacht werden mußte. Die Öko-Bauern sind hochprofessionelle Agrarier. Mit über 300.000 Hek-tar sind die vereinigten Öko-Verbände zudem eine wirtschaftliche Größe, als Lizenzgeber mit ihren vertrauenerweckenden Bio-Labels ein begehrter Geschäftspartner der Lebensmittelindustrie. Und sie sind natürlich auch Lobbyisten in Sachen Landwirtschaft.

Leider sind die Kriterien für das, was als "bio" gelten darf, nicht durch Naturgesetze nachweisbar oder als göttliche Botschaften abrufbar. Die Kriterien sind durchaus variabel – und oft von Verband zu Verband verschieden. So verbieten die Richtlinien des AGÖL-Dachverbandes nicht, den Rindern die Hörner abzusägen. AGÖL-Mitglied Bioland empfiehlt bloß, davon abzusehen, Demeter hingegen verbietet es ganz.

Selbstverständlich verbieten alle Öko-Verbände die Käfig-Qual von Hennen. Und alle AGÖL-Hennen müssen Öko-Futter bekommen, Antibiotika als Futterzusatz sind verboten. Aber mehr Platz im Stall oder mehr Auslauf im Freien haben die Öko-Hühner nicht unbedingt. Im Kritischen Agrarbericht 1997 bemängelt deshalb Barbara Rempe vom Deutschen Tierschutzbund die Regeln der Öko-Verbände: "Wenn diese Vorschriften an die Haltung auch anspruchsvoller sind" als die diverser Supermarkt-Labels, so seien sie dennoch "in vielen Punkten zu unkonkret, um einen ausreichenden Schutz unserer Mitgeschöpfe zu sichern".

Strenger sind die Vorschriften eines Verbandes namens Neuland, die der Deutsche Tierschutzbund mitgestaltet hat. Sie enthalten Vor-schriften über die maximale Größe von Herden auf einem Hof, mehr Freiraum für Mastschweine, mindestens 2,4 Quadratmeter pro er-wachsenem Tier, während das Bioland-Schwein nur 1,2 Quadratmeter haben muß. Ganzjähriger Auslauf ins Freie ist vorgeschrieben, verboten sind Enthornen, Schnabelkürzen, Nasenringe.

Allerdings: Öko-Futter ist bei den Tierfreunden von Neuland nicht zwingend vorgeschrieben. Da haben es die AGÖL-Viecher wieder besser. Bei ihnen geht es vielleicht enger zu, aber das Essen ist wenigstens lecker. So gibt es, leider, keinen Verband, bei dem die Tiere so richtig rundum glücklich sein können. Auch bei den Öko-Profis ist das Tier in erster Linie ein Nutz-Tier, das dem Bauern Gewinn bringen soll.

Deshalb achtet die AGÖL als Öko-Lobbyverband bei der EU in Brüssel darauf, daß die Vorschriften nicht allzu streng werden. Daß die Tiere ins Freie dürfen, glücklich auf den Wiesen grasen, sei, so eine AGÖL-Stellungnahme zu neuen europäischen Bio-Regeln, "in der Praxis nicht immer durchsetzbar". Schließlich gebe es, vor allem in Süddeutschland, "Pionierbetriebe des ökologischen Landbaus", mitten im Dorf, bei denen die Tiere das ganze Jahr im Stall stehen müssen. Und da müsse man die Tiere eben auch anbinden: "Es ist nicht sachgerecht, grundsätzlich zu verbieten, daß Tiere in Anbindehaltung stehen."

Tierische Freiheit und "Fleischerzeugung" wie das in der AGÖL-Stellungnahme heißt, widersprechen sich offenbar. Bei Rindern, aber auch bei Schweinen sei es die "Ausnahme", daß die Tiere "in der Fleischerzeugung Auslauf haben". Die "Auslaufklausel für Masttiere" in den neuen EU-Vorschriften müsse also "gestrichen werden". Und auch "Ausläufe für Mastgeflügel sind unter unseren Bedingungen praxisfern".

Mit dem Geflügel meinen es die AGÖL-Erzeuger ohnehin nicht besonders gut. Mittlerweile halten Öko-Erzeuger, die Supermärkte beliefern, bis zu 18.000 Puten oder 140.000 Hühnern. Als die EU daher vorschlug, in ein "Geflügelhaus" mit 1.600 Quadratmetern maximal 4.800 Hühner oder 4.000 Enten oder 2.500 Gänse oder Puten zu stecken, traf sie der Zorn der Ökos: "Detailverliebte Überregulierungen in der ökologischen Geflügelhaltung und Eiererzeugung" donnerte die AGÖL gen Brüssel, "gehören nicht in eine EU-Verordnung!"

Insbesondere forderte die AGÖL, "keine Maximalgrößen für Geflügelhäuser vorzuschreiben", "keine maximalen Bestandsgrößen je Stall-einheit für Geflügel vorzuschreiben" und "kein Mindestschlachtalter für Geflügel vorzuschreiben".

Auch sollten kleinere medizinische Eingriffe wie etwa das Absägen der Hörner oder das Zähnekneifen im Gesetz nicht als "Verstümmelung" bezeichnet werden, sondern als "zootechnische Verfahren".

Überhaupt sollten die EU-Beamten sich von antiquierten Vorstel-lungen über romantische Bio-Höfe verabschieden: "Betriebe des öko-logischen Landbaus sind keine Zoos, auf denen eine Vielzahl von Haustierarten oder -rassen bewundert werden können."

Jenseits dieser donnernden Lobby-Rhetorik gewinnt auch die Debatte innerhalb der Bio-Branche an Dynamik. Öko-Experten kritisieren all-zu liberale Verbandsrichtlinien oder ungebremsten Expansionsdrang. Die Zeitschrift *Ökologie & Landbau* berichtete Ende 1997 über Unter-suchungen, wonach angebundene Kühe doppelt so häufig an Frucht-barkeitsstörungen und viermal so oft an Zitzenverletzungen litten wie ihre Artgenossinnen, die sich im Stall frei bewegen durften. Das Fach-blatt forderte daher mehr Freiheit für die Öko-Kühe. Schließlich werde in den verschiedenen Öko-Richtlinien "die artgerechte Tierhaltung explizit als Ziel genannt" und als "Vermarktungsargument eingesetzt". Es sei also angezeigt, dies umzusetzen "und damit letztendlich auch Verbrauchererwartungen zu erfüllen".

Und anders als der deutsche Öko-Dachverband fordert die britische Soil Association, den Expansionsdrang der Bio-Betriebe europaweit strenger zu begrenzen. Der EU-Vorschlag, bei Geflügel 4.000 Tiere pro Hektar zuzulassen, sei viel zu großzügig. 1.000 Tiere seien das Maxi-mum, um ökologische Glaubwürdigkeit zu bewahren. "Es ist ehrlicher, an unseren Prinzipien festzuhalten und dem Verbraucher zu sagen, daß echte Öko-Erzeugnisse eben erheblich teurer sein müssen", meint Patrick Holden, Direktor bei Soil Association. Viele Verbraucher seien bereit, den angemessenen Aufpreis zu bezahlen für wirkliches Bio-Geflügel: "Das würde uns erlauben, auch mit höheren Standards wirtschaftlich zu arbeiten", glaubt der Brite. Die Hühner würden sich freuen: Denn sie nutzen eher die Freiheit zum Ausgang, wenn sie in kleineren Gruppen leben: Britischen Untersuchungen zufolge nutzen in Hühnerställen mit 1.000 bis 4.000 Tieren nur 10 bis 15 Prozent den angebotenen Auslauf, in kleinen Gruppen mit unter 500 Hennen streben hingegen 90 Prozent zwischendurch mal ins Freie.

Die Debatte wird wohl an Schärfe zunehmen. Denn die Öko-Betriebe sind in einer verzwickten Lage: Einerseits sind sie Hoffnungsträger für eine verträgliche Lebensmittelerzeugung. Andererseits produzieren sie nicht im siebten Öko-Himmel, sondern hienieden und stehen in Konkurrenz zu den Billig-Erzeugern. Die Bio-Bewegung hat ihren Elchtest noch nicht bestanden. Noch ist offen, ob sie sich mit hochwertigen, auch teuren Produkten und hohen ökologischen Standards behaupten kann, oder ob sie abkippt in den unbarmherzigen Preiskampf der Supermarktketten, in die High-Tech-Küchen der Lebensmittelkonzerne, ins Big Business der globalen Agro-Industrie.

Für den Konsumenten, der eigentlich "Bio" will, wird die Lage ebenfalls komplizierter. Je größer das Angebot, je vielfältiger die Bio-Palette aus aller Welt, desto schwieriger ist es auch zu beurteilen, ob das Angepriesene den hehren Zielen entspricht.

In Brasilien beispielsweise produzieren sie jetzt Palmöl biologisch. Die Plantage sieht auf den ersten Blick nicht aus wie eine jener kleinen Bio-Kooperativen, die der aufgeklärte Drittweltfreund gern unterstützt. Hier sieht er: Palmen, Palmen, Palmen, soweit das Auge reicht. Und Straßen dazwischen, 500 Kilometer insgesamt. Eine eigene Schule gehört zu den Unternehmen, eine eigene Krankenstation, ein eigener Binnenhafen. Und zwei Ölmühlen, die 72 Tonnen Früchte samt Blättern verarbeiten – pro Stunde, für Speiseöl, Margarine, Schokolade, Speiseeis.

Die Firma Agropalma, ein Unternehmen der Companhia Real Agroindustrial, betreibt im brasilianischen Amazonasgebiet diese riesige Plantage mit insgesamt 16.000 Hektar – davon anfangs 500 Hektar biologisch, später 1.100 Hektar. "Wir wollen das in einem großen Rahmen aufziehen", sagt der Geschäftsführer. Geldgeber sei die Banco Real, drittgrößte Privatbank in Brasilien. Insgesamt 100 Millionen Dollar will die Bank in Bio investieren.

Nun paßt eine Plantage dieses Ausmaßes, mitten im Amazonas-Regenwald eine gigantische Monokultur, weder ins Bild der kleinen, heilen Bio-Welt noch ins deutsche Regelwerk. Dort wird, wie auf manchen italienischen Reisfarmen, nur ein Teil der Produktion nach biologischen Kriterien angebaut. Auch wenn der Chef versichert, alles werde "ganz separat" verarbeitet: In Deutschland wäre das verboten. Doch die Plantage hat ein offizielles Bio-Siegel, verliehen von brasilianischen Prüfern vom Organico Instituto Biodinamico. Dieses Institut ist akkreditiert beim IFOAM, der International Federation of Organic Agriculture Movements, dem Weltverband der Bio-Bewegung. Das sei dann alles okay, wenn das von IFOAM anerkannt ist, sagt der IFOAM-Funktionär aus den USA. Er selbst könne dies natürlich nicht überprüfen; das sei Aufgabe der brasilianischen IFOAM-Kollegen. Das IFOAM prüfte nur die lokalen Lizenzgeber wie jenes Organico Instituto Biodinamico.

Argwöhnische Naturen mögen zu Mißtrauen neigen gegenüber Kontrolleuren in Ländern, die für ihre Lässigkeit und Liberalität berühmt sind. Andererseits erscheint doch als Fortschritt, wenn brasilianische Privatbanken und Agro-Industrielle in die Bio-Gemeinde eintreten. Dem Boden, der Luft, dem Wasser kann es nur nutzen. Doch das Mißtrauen ist berechtigt. Denn bisweilen dient das Bio-Fähnchen mehr der Reklame als dem Schutz der Umwelt. Wie sich im Falle von Bananen zeigte, Marke Chiquita, die eines Tages als Öko-Obst daherkamen, über Nacht ergrünt gewissermaßen.

Die Banane ist die Industrie-Frucht schlechthin, Symbol für Massenproduktion und Massenverzehr. Sie wächst hemmungslos, hat immer Saison und bevorzugt zudem praktischerweise Niedriglohnländer. Die Chiquita-Vorläuferin United Fruit Company, 1899 gegründet, hat mit der Banane ein Modell geschaffen fürs Agro-Business unter Drittweltbedingungen – und mit der Bananenrepublik gleich ein Gesellschaftsmodell dazu. Sie hat die Kontrolle über den gesamten Herstellungs- und Vermarktungsprozeß übernommen, mit eigenen Plantagen, eigenen Eisenbahnen, Reedereien, Hafenanlagen, Vertriebsorganisationen. Glücklicherweise ging der technische Fortschritt mit der Karriere der Banane Hand in Hand: Weil die ersten Eisenbahnen dort kurz zuvor gebaut worden waren, konnten die Früchte flott in den Hafen gelangen. Dank der Einführung von Kühlschiffen konnte unterwegs die Reifung angehalten und die Banane punktgenau vor Eintreffen im Supermarkt goldgelb fertiggereift werden. Die Chiquita mit ihrer Norm-Länge von 20 Zentimetern, gemessen an der Außenkurve, und dem Drei-Zentimeter-Querschnitt in der Mitte wurde zur ersten Markenbanane. Die anderen zogen nach: Dole von Standard Fruits, Del Monte von dem gleichnamigen Fruchtkonzern, die Onkel Tuca von deutschen Importeuren.

Dank ihrer Prominenz erfuhr die Banane allerdings auch besondere Aufmerksamkeit. Es wurde bekannt, daß die Bedingungen, unter denen sie angebaut wurde, nicht immer ganz dem sauberen, goldgelben Image der Frucht entsprachen: Die Plantagen wurden als "grüne Hölle" diffamiert, in der Flugzeuge einen feinen Regen aus verschiedenen Giften versprühten. Allein in Costa Rica, wo auf 52.000 Hektar zwei Millionen Tonnen Bananen wachsen, gehen 200 Kilogramm Schädlingsbekämpfungsmittel auf jeden Quadrat-Kilometer nieder, gegen Pilze, gegen Unkräuter – und gegen Plantagearbeiter. Die Pflanzengifte zerstörten auch die Spermien der Malocher, 8.000 wurden schon unfruchtbar. Und wenn Bananenarbeiter noch Kinder bekommen können, hat auch dies mitunter tragische Folgen. Anfang 1998 klagte Omar Gonzalez, Klinikdirektor im honduranischen Olanchito, daß in seinem Krankenhaus neun von 1.000 Neugeborenen ohne Gehirn zur Welt kämen – weil Standard Fruit auf den Bananenplantagen "Tag und Nacht" Pestizide versprühe – was die Firma allerdings als "unverantwortliche Behauptung" zurückwies.

Das klingt alles nicht sehr erfreulich. Weil aber die Banane von Haus aus schön ist und die Lieblingsfrucht der Deutschen, kommen den Konzernen derlei unschöne Informationen ungelegen. Und Chiquita, der Marktführer, reagierte: Der Bananen-Multi liefere jetzt "Öko-Bananen für Deutschland", meldete im Oktober 1995 die Tageszeitung *Die Welt*. "Wir wollen, daß das weltberühmte blaue Chiquita-Etikett nicht nur ein Symbol für ein qualitativ hervorragendes Produkt, sondern auch für unsere Führerschaft im Umweltschutz ist", verkündete vollmundig Mike O'Brien, Chiquitas Vizepräsident für Europa. Die "Öko-Frucht von Chiquita" (*Die Welt*) erhalte sogar ein Gütesiegel der Naturschutzorganisation "Rainforest Alliance", das "Eco-O.K."-Zertifikat.

Der umweltschützerische Vorstoß des Fruchtmultis hatte nur einen kleinen Nachteil: Mit ökologischen Prinzipien hat das Chiquita-Projekt nichts zu tun. Das mußte auch Chiquita Deutschland einräumen. Als deutsche Öko-Verbände gegen das Pseudo-Label von Chiquita protestiert hatten, ruderte der Konzern sofort zurück und gab gegenüber den Anwälten der Öko-Verbände eine Unterlassungserklärung ab: "Chiquita Bananen werden nicht das 'Eco OK Label' tragen. Es ist auch nicht geplant, dies in Zukunft zu tun", versicherte Chiquita Deutschland kurz vor Weihnachten 1995. Für die Geschichte in der Welt trage Chiquita allerdings "keinerlei Verantwortung".

Nun kennen sich die Verbraucher mit den Feinheiten der Öko-Gesetzgebung nicht so genau aus. Sie wollen einfach, daß die Umwelt geschützt wird. Chiquita weiß das, und warb deshalb weiterhin mit seiner umweltschützerischen Gesinnung, zusammen mit Händlern aus der Supermarkt-Branche: "Wir von Marktkauf verkaufen Chiquita. Der Umwelt zuliebe!" verkündeten große Anzeigen im Oktober 1996. Und im März 1997 vermeldete die *Frankfurter Allgemeine Zeitung*: "Chiquita-Bananen tragen jetzt ein Umweltzertifikat". Das Zertifikat werde wieder von der Rainforest Alliance verliehen, wegen der "umweltfreundlichen Produktion" auf immer mehr Chiquita-Plantagen, sagte Chiquita-Deutschland-Manager Gert Brandes. Damit auch wirklich alle von den Wohltaten des Bananen-Konzerns erfahren, startete Chiquita zudem im Herbst 1998 eine neue Werbekampagne, in der auch auf die arbeiterfreundliche Praxis in den Chiquita-Plantagen nachdrücklich hingewiesen wurde: "Fairer Handel", bislang vor allem von kirchlichen und anderen Drittwelt-Organisationen praktiziert, sei fortan auch Chiquitas Maxime. Dieses "Better Banana"-Projekt sei ebenfalls von unabhängigen Gruppen wie der "Rainforest Alliance" kontrolliert und zertifiziert.

Ein schönes Projekt, ein schöner Name, schön auch, daß sich Chiquita jetzt sowohl um die Umwelt als auch um die Lebensbedingungen der Plantagenarbeiter sorgt.

Schade nur, daß auch dieses Projekt wieder den Eindruck von Schönfärberei erweckt. Denn mit Öko-Produktion hat es immer noch nichts zu tun: "Wir sind nicht ökologisch", räumt der für Chiquita zuständige New Yorker Rainforest-Alliance-Repräsentant Eric Holst ein. Selbst die Vokabel "umweltfreundlich" will er für das Projekt nicht verwenden, weil die Chiquita-Plantagen auch weiterhin Gift und andere Agro-Chemikalien verwenden und deshalb nach europäischen Öko-Standards nicht als Bio-Betriebe gelten können.

Auch die Sorge um das Wohl der Arbeiter bewegt sich in engen Grenzen: Die Statuten der "Better Banana"-Bewegung schreiben unter anderem lediglich vor, daß die Arbeiter den "gesetzlichen Mindestlohn" des jeweiligen Landes erhalten und die "lokalen Arbeitsgesetze" in den Anbauländern eingehalten werden.

Der Fall Chiquita zeigt, daß Öko-Reklame bisweilen mit Vorsicht zu genießen ist, zumal wenn sie von großen, global operierenden Konzernen kommt. Die Möglichkeiten für die Konsumenten, mal eben in Costa Rica Chiquitas Umgang mit der Giftspritze zu kontrollieren, sind dabei naturgemäß begrenzt. Die Gefahr, daß die Werbestrategen die auftraggebenden Multis ein bißchen übertrieben grün einfärben, liegt daher nahe.

Mehr Vertrauen verdienen, strengerer Vorschriften wegen, die anerkannt seriösen Öko-Verbände. Doch auch sie sind, vor allem bei internationalen Geschäften, nicht immer vor Bio-Bluff gefeit: Dann nämlich, wenn die Kontroll-Instanzen versagen. So hatten Reporter vom ZDF 1992 enthüllt, daß spanische Agrarprodukte, die unter dem Demeter-Siegel "Biodyn" verkauft wurden, zum Teil aus dem konventionellen Anbau stammten – inklusive Kunstdünger und Giftspritze. Ein klarer Fall von "Bio-Lüge", fanden die TV-Reporter. Der Grund: Ein Kontrolleur vom Demeter-Verband war mit dem Lieferanten verbandelt. Dieser vorgebliche Öko-Bauer hatte ohnehin nicht den besten Leumund, er war, wie der Agrarwissenschaftler

Ulrich Hamm wußte, "schon bei anderen Verbänden rausgeflogen". Die Kontrollen im Ausland, faßte Hamm damals zusammen, seien "nicht gerade der stärkste Punkt": Die Anbaurichtlinien würden "in verschiedenen Ländern verschieden ausgelegt". Namentlich in südlichen Ländern seien die Sitten nicht gar so streng: "In Spanien faßt man das etwas lockerer auf". Der Demeter-Verband räumte "Unzulänglichkeiten" ein und gelobte Besserung, im Sommer 1997 gründete er ein internationales Demeter-Netzwerk, das für "weltweit einheitliche Richtlinien" und "transparente Handelspfade" sorgen soll.

Strenge Kontrollen sind überlebensnotwendig. Denn die Skandale zeigten beim Verbraucher Wirkung. So nimmt nach neuen Umfragen die Zahl der Bio-Verweigerer wieder zu: 1992 gab jeder vierte an, niemals "Bio" zu kaufen – 1996 war es jeder dritte. Nach einer 1996 veröffentlichten Umfrage der Nürnberger Gesellschaft für Konsumforschung sind nur zehn Prozent der Befragten wirklich von der Glaubwürdigkeit der Öko-Kennzeichnungen überzeugt.

Das ist der Fluch des Wachstums, die Schattenseite des internationalen Erfolges: Die Situation wird unübersichtlicher in der globalisierten Bio-Welt. Zugleich leiden auch die Bio-Bauern unter der neuen Konkurrenz, die vielleicht nicht immer nach den gleichen Vorgaben produzieren wie die gestrengen Deutschen. Und schließlich leidet auch die Umwelt unter Bio-Importen aus fernen Ländern – ein Widersinn. "Es hat doch wenig Sinn, von Ökologie zu reden, wenn ich die Erzeugnisse quer durch die Republik oder um den Erdball karre", wettert zum Beispiel Karl Biehler, Biobauer aus dem Südbadischen. Er erzeugt, unter anderem, Weizen. 1994 bekam er noch 73 Mark für den Doppelzentner, drei Jahre später waren es nur noch 53 Mark. Der Grund: Die Mühlen im Südbadischen hatten plötzlich in großen Mengen Korn aus dem Osten Deutschlands und anderen osteuropäischen Ländern. Denn die Bio-Welle hat auch Länder wie Polen, Rumänien oder Estland, Lettland und Litauen erfaßt. In Tschechien beispielsweise gab es 1996 schon 183 Bio-Betriebe mit über 15.000 Hektar, in der Slowakei 34 Betriebe mit 18.813 Hektar. Bio-Bauer Biehler ist ein streitbarer Kopf. Er nahm den Kampf auf gegen die neue Konkurrenz. Der Mann, der aus Bundeswehrzeiten noch eine Fallschirmspringer-Tätowierung am rechten Unterarm trägt, hat seinen Durchsetzungswillen schon öfter unter Beweis gestellt: Nach dem Hauptschulabschluß und der Lehre als Landwirt begab er sich, weil er die mühsame Arbeit auf dem elterlichen Hof haßte, auf den zweiten Bildungsweg, er holte das Abitur nach, studierte Jura. Irgendwann mußte er, weil sein Bruder starb, die Landwirtschaft übernehmen. Er stellte auf Bio um und engagierte sich im Naturland-Verband. Im Streit über die Geschäftspolitik und den Umgang mit Großkunden wie Metro stieg er wieder aus. Jetzt hat er einen eigenen Verband gegründet, den ÖkoBund. Wichtigste Regel: Die Mitglieder dürfen ihre Erzeugnisse nur strikt regional verkaufen, im Umkreis von 50 Kilometern. Es erfordert allerdings eine gewisse Charakterstärke, um das regionale Prinzip durchzuhalten: Bauer Biehler nämlich hatte mit seinem Projekt überraschenden Erfolg, fand alsbald mehrere Mitstreiter und auch Mühlen, die sein Korn abnehmen, sowie eine mittelgroße Bäckerei-Filialkette. Jetzt hat sich sein Erfolg herumgesprochen, es flattern Angebote von möglichen Lieferanten ins Haus – unter anderem aus dem Osten. Die aber, versichert Biehler, will er "natürlich nicht annehmen".

Der Fluch des Erfolges führt immer öfter dazu, daß sich Rivalen beim Überschreiten der Reviergrenzen ins Gehege kommen. So erlebte vor einigen Jahren eine kleine Brauerei auf der Schwäbischen Alb einen erfreulichen Absatz-Zuwachs mit ihren Bio-Bieren. Lamm-Bräu heißt das Unternehmen, das in der Nähe von Sigmaringen ein paar tausend Hektoliter erzeugt jedes Jahr. Der Öko-Aufschwung auf der Alb sprach sich herum, bis in die ferne Oberpfalz.

Dort sitzt die Firma Neumarkter Lammsbräu. Deren Chef, Dr. Franz Ehrnsperger, ist ein berühmter Mann, er war einer der ersten im Öko-Markt. Sein Ruf hallt bis nach Amerika, weswegen ihn die UNO sogar nach New York holte, damit er dort einen Vortrag über Umweltmanagement halte. Sein Motto ist ein sehr ökologisches, wie die *Neumarkter Nachrichten* berichteten: "Aus der Region, für die Region". Denn bei Transporten von mehr als 250 Kilometer stimme die Öko-

Bilanz nicht mehr. "Wir wollen regional bleiben und nicht unser Bier transportieren, sondern unser Know How", sagte Dr. Franz Ehrnsperger dem Heimatblatt.

Nun ist das Neumarkter Lammsbräu aber in Läden zwischen Hamburg und Konstanz zu haben, sogar in der Schweiz und in England, und auf Branchentreffen wie der "Bio-Fach"-Messe in Frankfurt präsentiert sich die Brauerei gar einem weltweiten Publikum. Kein Wunder, daß sich die Neumarkter durch das Treiben der Brauer von der Schwäbischen Alb gestört fühlten. Und so bekamen die Schwaben alsbald Post aus der Oberpfalz, auch unfreundliche Anwaltsschreiben. Der Neumarkter Öko-Riese machte "Verwechslungsgefahr" geltend, wegen der "Übereinstimmung des Klang- und Wortbildes" beider Namen, und forderte die Schwaben auf, "ihr Produkt mit der Bezeichnung Lamm-Bräu nur in einem Umkreis von 10 km um Sigmaringen herum zu vertreiben".

Der Lamm-Bräu-Chef Rolf Goetz schrieb freundlich zurück: "Eine Verwechslung seitens der Kundschaft kann ich mir eigentlich nicht vorstellen", immerhin existiere seine Brauerei seit 1709 und liefere das Bier heute vor allem an die Hofläden der Bauern in der Umgebung und ein paar Bio-Läden in der Region. Außerdem gebe es Lamm-Brauereien allüberall, beispielsweise in Eltmann, Wiesensteig, Gingen, Sindelfingen, Burgau, Mindelheim, Untertheres, Gruibingen, Rietheim-Weilheim und Strullendorf.

Den Verweis auf die allgegenwärtigen Lamm-Brauer mochten die Oberpfälzer nicht akzeptieren. Wegen der fortgesetzten Versuche der Schwaben, "in den Kundenkreis der Klägerin einzudringen" (Neumarkter Schriftsatz), kam der Kasus nach Stuttgart vor den Kadi. Das Landgericht entschied zugunsten der Kleinen: Der Verwechslungs-Vorwurf sei "unbegründet". Jetzt geben die Schwaben auf dem Etikett eben ihren Heimatort an.

Die Expansion erfolgreicher Bio-Anbieter hat bisweilen auch zur Folge, daß der Umweltgedanke ein bißchen zu kurz kommt. So kippen immer mehr Bio-Molkereien ihre Milch in die bei Industrie-Molkereien wohlfeilen Tetra-Pak-Behältnisse. Der bundesweit tätige Öko-

Filialist "Dennree" beispielsweise packt gern Demeter-Milch n die Ex-
und-Hopp-Dinger aus Plastik und Pappe. Als die *Stuttgarter Zeitung*
erstaunt in der "Dennree"-Zentrale nachfragte, gab die Einkaufs-
leiterin eine überraschende Begründung: "Der Wunsch nach den Ein-
weg-Verpackungen kam aus den Reihen der Kunden. Und wir stellen
uns auf das ein, was die Kunden wollen." Merkwürdigerweise berichtete die Filialleiterin vor Ort von ganz anderen Beobachtungen:
"Da gab es sehr negative Kommentare von den Kunden, die meinten:
Das läßt sich nicht mit Naturkost vereinen." Die Kundschaft, namentlich in den Naturkost-Fachgeschäften, zeigt sich zunehmend pro-
blembewußt und informiert.

So forderte in der Kundenzeitschrift *Schrot & Korn*, gewissermaßen
die "Bäckerblume" der Müsliläden, der Naturkost-Käufer Werner Mor-
genthaler aus Fürth: "Wir brauchen dringend die ganzheitliche Denk-
weise bezüglich der Ökologie unserer Lebensmittel." Leserin Lena
Mailin Strehlow aus Göttingen beschwerte sich über den Vormarsch
von Tetra-Pak, dem "Umweltfeind schlechthin", und die Borniertheit
der Bio-Branche, die vor lauter Konzentration auf die chemiefreie
Ackerpflege "andere, ebenso wichtige Aspekte liebend gern vergessen"
würde.

Zumindest das Regional-Prinzip gewinnt mancherorts an Bedeutung,
viele Bio-Erzeuger setzen auf den Absatz in der Region. Im nordhes-
sischen Städtchen Willingen-Usseln haben sich Bauern zusammengeschlossen, um die von den Milchwerken Köln-Wuppertal (Hausmarke: "Tuffi") geschlossene Molkerei wieder zu eröffnen, als "Uplän-
der Bauernmolkerei", und anfangs 40.000 Liter Milch täglich in der
Region zu verkaufen. "100 Kilometer sind genug", sagten sich auch in
der Münchner Gegend Mitglieder der Verbände Demeter, Naturland
und Bioland und gründeten "Bio Regional München", um die Menschen mit Gemüse aus der Nähe zu versorgen.

Die Regionalisten stoßen in der expansiven Branche bisweilen auf
Widerstand. Dem südbadischen Regional-Rebellen Biehler blieb,
trotz der Erfolge seines regionalen Konzepts, die Anerkennung der
Öko-Gemeinde versagt. Er erlebte gar "viel Ablehnung und Aggres-

sion", sagt Biehler. Zwar ist er mittlerweile Mitglied im internationalen Öko-Verband IFOAM, der laut Statut "die Entwicklung sich selbst erhaltender Kreisläufe auf lokaler und regionaler Ebene" unterstützt. Doch die Aufnahme in die Arbeitsgemeinschaft Ökologischer Landbau (AGÖL) wurde ihm verwehrt, obwohl er sich verpflichtet hat, die AGÖL-Regeln einzuhalten. Doch Biehlers ÖkoBund hat nur 30 Bauern in seinen Reihen. Früher hätte das für die Aufnahme in die AGÖL gereicht, 20 waren einst das Minimum. Doch jetzt, Pech für Biehler, müssen es mindestens 50 sein. Aus formalen Gründen wurde der Öko Bund ausgesperrt. Doch auch Biehlers Regionalismus gilt manch etablierten Öko-Funktionären als vorgestrig. So schrieb nach der Gründung des ÖkoBundes der Südwest-Chef des Naturland-Verbandes, Hans Holland, im Fachblatt *Bauernstimme*, daß "auch im Bio-Bereich überregionaler Austausch notwendig ist, um kontinuierlich den Markt bedienen zu können." Daran werde "auch der ÖkoBund nicht vorbeikommen, wenn er nicht auf dem Stand eines lokalen Erzeugerzusammenschlusses verharren will."

Mittlerweile mehren sich aber auch die kritischen Stimmen, die die Nachteile ungebremster Bio-Importe beklagen, vor allem wegen des Preisverfalls in manchen Bio-Sektoren.

Wenn Anfang des Jahres die ersten Bio-Frühkartoffeln aus Israel eingeflogen werden, lagern bei den einheimischen Öko-Bauern oft noch zwei Drittel der alten Ernte vom Vorjahr im Keller. Um sie auf den Markt zu bringen, hilft oft nur noch Dumping, das Verramschen der guten Bio-Knollen: "Die Preise sinken in existenzbedrohende Tiefen", klagte der niedersächsische Bioland-Chef Harald Gabriel im März 1997.

Der Preisverfall drückt auf die Stimmung. "Es bestehen existentielle Ängste", räumte AGÖL-Funktionärin Manon Haccius im Frühjahr 1998 in der *Zeit* ein. So verändert sich auch das Klima in der Bio-Bewegung. Einst war sie geeint durch gemeinsame Ziele und die Notwendigkeit, sich gegen Betonköpfigkeit in den Bauernverbänden, Ministerien und bei Großabnehmern durchzusetzen. Jetzt wächst Zwietracht und Mißgunst, es herrscht, wie die *Badische Zeitung* im Sommer 1997 beobachtete, ein "Hauen und Stechen auf dem Öko-Markt". Und weil bei einigen Öko-Farmern der Preiskampf ruinös wird, sind sie geneigt, Abstriche zu machen bei einst ehernen Prinzipien.

Der Bio-Pionier Hardy Vogtmann, jener, der den britischen Prinzen Charles durch hessische Bio-Betriebe geführt hatte, muß die nachwachsenden Generationen an die Motive erinnern, mit denen die Bewegung ursprünglich angetreten ist.

Bei der ersten Sitzung der neugegründeten IFOAM 1977 im schweizerischen Sissach, so Vogtmann, seien sich die Öko-Förderer aus aller Welt einig gewesen, daß sie "eine Alternative zum zeitgenössischen landwirtschaftlichen Dogma" entwickeln wollten. Damals wollten sich die Öko-Avantgardisten nicht auf technische Fragen des naturgerechten Ackerbaus und tierfreundlicher Viehzucht beschränken, sondern gleichermaßen übergeordnete Strategien anstreben, "damit unser Planet erhalten werden kann." *

Mit den landwirtschaftlichen Techniken habe die Bio-Bewegung rund um den Globus gute Fortschritte gemacht. In "weniger guter Verfassung" hingegen sei ein "fundamentaler Unterbau" für die internationale Bio-Bewegung, auch fehlten "Konzepte und Visionen" zur Bewahrung der natürlichen Umwelt, Perspektiven für eine "gerechtere, gesündere und erhaltenswerte Welt".

Die von der IFOAM herausgegebenen "Basis-Richtlinien" für ökologische Landwirtschaft und Verarbeitung" spiegeln diese hohen Ziele wider: Sie wollen "alle Formen von Umweltverschmutzung, die von der Landwirtschaft ausgehen können, minimieren". Sie fordern, "die weitergehenden gesellschaftlichen und ökologischen Auswirkungen der Landwirtschaft zu beachten". Und sie streben sogar an, ganz global, "jedem, der in der ökologischen Erzeugung und Verarbeitung tätig ist, eine Lebensqualität zu ermöglichen, die der UN-Menschenrechtscharta entspricht, ihre Grundbedürfnisse zu decken und ein

* Woodword L., Flemming, D., Vogtmann H.: Reflections on the Past, Outlook for the Future. In: Fundamentals of Organic Agriculture, 11th IFOAM International Scientific Conference August 11-15, 1996, Copenhagen, Proceedings Vol.1

angemessenes Entgelt sowie Befriedigung aus ihrer Arbeit zu ziehen, einschließlich einer sicheren Arbeitsumgebung."

Hehre Ziele: "Unglücklicherweise hat die Bio-Bewegung das meiste davon vergessen." So fehle auch, meint Vogtmann, eine konsensfähige ideologische Basis, um die Zumutungen der Nahrungsmittelindustrie und die Forderungen der großen Handelsketten zurückzuweisen. "Eine ökologische Landwirtschaft, wie wir sie verstehen", so Vogtmann und seine Mitstreiter, "widerspricht sehr deutlich vielem, was heute unter diesem Namen verkauft wird. Etwa die Tendenz, Öko-Produkte für den Export zu erzeugen statt für den lokalen Verbrauch. Oder das hohe Niveau der industriellen Verarbeitung und Verpackung von Öko-Produkten. Die energieverschlingenden Strecken und Entfernungen, die solche Nahrungsmittel zurücklegen, wenn etwa die Rohmaterialien aus der Karibik und Afrika antransportiert werden, um in Belgien weiterbearbeitet und verpackt und schließlich in England verkauft zu werden. Und schließlich die Verarbeitungs-Normen in der EU-Öko-Richtlinie, die rund 36 Zusätze erlaubt und die Verwendung von gentechnisch manipulierten Organismen."

Die "Öko-Industrie", monieren Vogtmann und seine Gesinnungsfreunde, sei dabei, "zunehmend Form und Charakter der Mainstream-Lebensmittelindustrie nachzuahmen." So stehe die Öko-Branche an einem Scheideweg. Die "Schizophrenie unserer Bewegung", die der Kritiker ausgemacht hat, liegt zwischen Anpassung an die Geschäftswelt und der Beibehaltung des Bio-Profils. Entweder könne man versuchen, die globale Wirtschaft zu "begrünen". Oder man könne teilnehmen an jener weltweiten Bewegung, die sich der Schonung der Ressourcen verschrieben hat, dem Schutz des Klimas, dem pfleglichen Umgang mit dem Planeten, kurz dem, was in der Sprache der internationalen Welt-Schützer "Nachhaltigkeit" heißt: nachhaltige Entwicklung, nachhaltige Landwirtschaft.

Damit befände sich die Bio-Branche eigentlich in guter Gesellschaft: Ihre Kundschaft denkt nämlich schon so. Die Zahl derer, die Bio-Sachen kaufen, um einen Beitrag zum Umweltschutz zu leisten, hat sich von 1992 bis 1996 nach einer CMA-Umfrage verdoppelt, von 28 auf 58 Prozent. Die eigene Gefolgschaft denkt im übrigen ähnlich: Nach einer Umfrage unter west- und norddeutschen Bioland-Mitgliedern waren persönliche Überzeugung und Umweltschutz die wichtigsten Motive für die Mitgliedschaft in der Bio-Bewegung. Und die weltweite Politik von Umweltgruppen, internationalen Organisationen, Nicht-Regierungs-Organisationen, eigentlich die natürlichen Verbündeten der Bio-Branche, zielt ebenfalls auf neue Strategien zum Schutz der Welt vor Klimakatastrophe und Ausbeutung.

Doch der Öko-Industrie scheint, im Eifer des Aufschwungs, der Blick fürs große Ganze verlorengegangen zu sein. Neuerdings schauen viele der Öko-Produzenten schon mal ins Lebensmittel-Labor, um supermarktgerechte Joghurts zu entwickeln. Denn eine starke Fraktion, meint Kritiker Vogtmann, sehe vor allem in nahrungsmitteltechnischen Neuerungen das Heil der Öko-Zukunft: Motto: "Die Bio-Bewegung ist erst dann erfolgreich, wenn ein ökologischer Mars-Riegel auf dem Markt ist."

7.

Kochen mit Willi

Das große Bio-Business

Ein Bio-Hof mit 140.000 Hühnern / Die Abschaffung der Jahreszeiten:
Öko-Äpfel aus Australien / Frohe Ostern mit Fenchel / Bei Rewe wird
die Milch verramscht / Seltsame Welt: Der Kunde will mehr zahlen,
und keiner nimmt das Geld

Nicolaus von Löbbecke ist ein smarter junger Mann. Er ist glattrasiert
und wohlfrisiert, er trägt Anzüge, manchmal sogar in Nadelstreif, vor
allem, wenn er zu Kunden geht. Herr von Löbbecke verkauft Bio-Waren. Seine Kunden aber sind nicht Anthroposophen im Pullover oder
technikfeindliche Tofu-Jünger, sondern die Herren in den höheren
Etagen der Kaufhauskonzerne. Herr von Löbbecke spricht deshalb
nicht so sehr über Grünkernbratlinge oder das Mitgeschöpf Huhn,
sondern von Dingen wie "Dachmarkenkompetenz" und "stetigen Pro-
duktinnovationen". Sein Bruder Konstantin redet übrigens ganz ähnlich. "Unsere Handelspartner", sagt Konstantin von Löbbecke, "können sich durch unsere Bio-Dachmarke im Bio-Segment gegenüber
den Vebrauchern profilieren."
Die beiden Brüder, die den Marketing-Slang so gut beherrschen,
haben zusammen eine Firma gegründet mit dem schönen Namen
"Erzeugergemeinschaft Bergquell Naturhöfe". Sie beliefert große
Supermarktkonzerne mit Möhren und Kartoffeln, Milch und Putenfleisch, Eiern und Erdbeeren. Deutschlands größte Lebensmittelkette
Rewe gehört dazu, Europas größter Handelskonzern Metro ebenfalls.

Die Bergquell-Bio-Sachen sind beispielsweise im Berliner Kaufhaus des Westens zu haben und in insgesamt 100 Warenhäusern des Karstadt-Konzerns. Seit 1998 sind sogar bei Aldi Bergquells Bio-Karotten im Angebot, Aldi Süd verkauft sie für 1,59 Mark den Sack. Bei Bio-Eiern liefern die Bergquell-Leute mit 30 Millionen Stück pro Jahr ein Viertel der gesamten Bio-Produktion in der Republik.

Die Supermärkte sind offenbar weltweit auf dem Öko-Trip. "Coop macht mit Bio Mäuse", meldete 1997 das Schweizer Boulevardblatt *Blick*, nachdem der Coop-Verbund auf über 300 Millionen Franken Bio-Umsatz gekommen war. Konkurrent Migros hat gleich mehrere Bio-Marken unterschiedlicher Güte ins Sortiment gehoben, und auch in Österreich sind die Marktführer Billa, Spar und Meinl zu Bio-Händlern geworden: "Die Leut' sind ganz deppert drauf", freute sich Karl Wlaschek, der vormalige Billa-Besitzer, nach der Öko-Markteinführung. Auch in Dänemark und in Finnland, ja sogar in Island: In der dortigen Hauptstadt Reykjavik gibt es Gurken und Tomaten aus isländischen Gewächshäusern, Lamm, Rindfleisch und Eier – alles "bio". In Dänemark werden schon 90 Prozent der ökologischen Erzeugnisse in Supermärkten verkauft.

Das ist natürlich erfreulich, wenn die milliardenschweren Herren der Supermärkte ihr Herz für die Natur und das Gesunde entdeckt haben und dafür auch noch kräftig Werbung machen. Doch in den real existierenden Verkaufsstätten, zwischen Regalen und Kühltheken, ist von der großen Öko-Welle nicht mehr so viel zu spüren.

Tengelmann-Eigner Erivan Haub, der reichste Mann Deutschlands, gilt als Öko-Held unter den deutschen Supermarkthändlern, seit er vor Jahren Froschschenkel und Schildkrötensuppen wegen kulinarischer Unkorrektheit aus den Regalen geräumt hatte. Auch isländische Fischereiprodukte mochte er nicht mehr verkaufen, ebenso Waren aus Norwegen – aus Protest gegen die walfeindliche Haltung der Nordländer. In den Unternehmensleitlinien verkündet er: "Bei unseren firmeninternen Entscheidungen finden ökologische Aspekte selbst unter Inkaufnahme ökonomischer Einbußen Berücksichtigung."

Und er legt sich auch publizistisch ganz schön ins Zeug: In den Läden liegen die *Tengelmann Umweltnachrichten (Tun)*, mit einer Auflage von 850.000 Stück. *Tun* gibt nicht nur Umwelt-Tips für den Urlaub oder berichtet über den Aufbau des Biosphärenreservats Schorfheide Berlin, sondern gibt auch Ratschläge für den Einkauf: "Greifen Sie beim Einkauf öfter zu Produkten aus biologischem Anbau."

Doch der Griff zur Öko-Ware ist bei Tengelmann und seinen Filial-Supermärkten (plus, Grosso, Kaiser's) nicht ganz einfach: In Filialen wie am Stuttgarter Wilhelmsplatz und in der Berliner Gneisenaustraße 16 sind Öko-Erzeugnisse kaum zu finden zwischen all den Tütensuppen, Fertigmenus und Dosengerichten in den Regalen. Tengelmanns Verkäuferinnen sind auch keine große Hilfe bei der Fahndung nach Öko-Ware. In der einen Filiale ist keine Verkäuferin zu finden außer der Dame an der Kasse, im anderen Laden zuckt die Kollegin, während sie das Regal einräumt, ahnungslos mit den Schultern.

In der Tiefkühltheke, immerhin, liegt ein mutmaßliches Natur-Produkt, plastikverpackt. Es sei "natürlich gut" verheißt das Etikett: saftige Grillspezialitäten, "herzhaft gewürzt". Sehr herzhaft, wie das Etikett erweist: Aroma ist drin, Emulgator, eine mysteriöse Mono+ Digly-Seide von Schwefelsäure, außerdem Stabilisator, Natrium-a-phosphat, Antioxidationsmittel, Zitronensäure und Geschmacksverstärker E 621. Neben dem Chemikalien-Potpourri finden sich noch 3 Grillbratwürste, 2 Stück Bauchfleisch, 1 Sparerib, 2 Holzfällersteaks. Beim Öffnen erscheint eine unförmig-rötliche Masse, beim Auftauen sind nach und nach verschiedene Objekte zu erkennen, die sich nach dem Grillen und vorsichtigen Probieren als unfeine Dinger von unangenehmen Geruch erweisen, eher ein Fall für den Müllkübel als für feinschmeckerischen Gaumen. Und von öko, natürlich, keine Spur.

Öko ist bei Tengelmann Glückssache. Und Glück ist bekanntlich selten.

Denn: Nur 70 Produkte von mehreren tausend sind öko. Zum Umsatzanteil macht der Öko-Pionier keine Angaben. Karstadt hat immerhin 175 Öko-Produkte im Angebot, macht damit ein halbes Prozent seines Umsatzes von 2,3 Milliarden Mark bei Lebensmitteln. Der Anteil an Bioware am Umsatz liegt bei Rewe bei 0,14 Prozent, bei Metro bei 0,7. Das ergab eine Umfrage der Zeitschrift *natur*.

So gesehen wäre es sehr zu begrüßen, wenn das Sortiment in den Supermärkten mehr feine Bio-Möhren und leckeren Öko-Joghurt und tierfreundliche Schnitzel enthielte. Und es ist auch zu begrüßen, wenn der smarte Herr von Löbbecke die Supermärkte der Nation von seinen Bergquell Naturhöfen aus mit diesen Sachen beliefert. Immerhin sind die Waren des Herrn von Löbbecke echt öko, entsprechen den Regeln der Arbeitsgemeinschaft Ökologischer Landbau.

Der schöne Name ist natürlich ein Phantasieprodukt: Eine Neu-schöpfung sind die "Naturhöfe", bislang gibt es ja nur Bauernhöfe, Bahnhöfe, Gutshöfe. "Bergquell" klingt auch sehr idyllisch, nach Alpenglühen und muhenden Kühen. Doch die Firmenzentrale liegt im platten Niedersachsen, und eine "Erzeugergemeinschaft" im stren-gen Sinne ist die Firma eigentlich auch nicht, wie das Fachblatt *Bau-ernzeitung* bemerkt hat: "Nach den Buchstaben des Marktstruktur-gesetzes handelt es sich nicht um eine solche".

Nicolaus von Löbbecke räumt ein, daß seine Firma eigentlich nicht als "Erzeugergemeinschaft im klassischen Sinn" gelte, auch wenn es auf den Packungen draufsteht. Zwar können Bauern Anteile erwerben in seiner GmbH & Co KG. Doch die "Führungsstruktur" sei eher auf Effi-zienz als auf herrschaftsfreie Kooperation ausgerichtet. Es müsse, meint von Löbbecke, halt einen geben, "der die Fäden in der Hand hält". Er wolle ja schließlich, sagt der junge Adelsmann, "nicht vor jeder Pupsentscheidung 300 Bauern hören." Dabei haben die Löb-beckes schon auch ein Herz für die Umwelt und den Bauern als Mit-mensch, laut Prospekt: "Der Schutz der Umwelt in unserem Lande liegt uns besonders am Herzen. Dabei wird der Mensch nicht verges-sen". Denn: "Der Bauer und sein Handeln, sein Umgang mit Tieren und der Umwelt, und nicht zuletzt der Mensch stehen im Mittelpunkt unserer Gemeinschaft." Von basisdemokratischen Spinnereien wie bei den Öko-Pionieren hält er nicht viel. Die schätzt er, glaubt man den Bergquell-Prospekten und Verlautbarungen, ohnehin nicht so sehr: "Die Unprofessionalität in weiten Teilen der Bio-Szene", sagt Nicolaus von Löbbecke dem Fachblatt *Milch-Marketing*, sei "bislang dafür verantwortlich, daß der Bio-Anteil im Lebensmitteleinzelhandel hinter dem eigentlichen Bedarf liegt." Die "undurchsichtige Verbandsstruktur" der Öko-Szene erschwere die Vertrauensbildung. Und überdies seien "Anbieter von Öko-Lebensmitteln bislang zu wenig auf die Ansprüche der großen Lebensmittelketten eingegangen."

Die Löbbeckes hingegen kennen diese Ansprüche, sie kennen auch die Sprache der Supermärkte, liefern diesen ein "Basissortiment von Schnelldrehern im Frischebereich".

Dafür haben sie ganz schön investiert, mit staatlicher Unterstützung. Das neue tolle Logistikzentrum in Sachsen-Anhalt wurde mit EU-Zuschüssen von einer Million Mark und 400.000 Mark vom Land erbaut, es hat eine Lagerkapazität von 8.000 Tonnen Kartoffeln oder ähnlichem. Mehrere Verpackungsstraßen füllen die verschiedenen Obst- und Gemüsesorten ab. Außerdem gehört zum Bio-Imperium eine Hühnerfarm mit 30.000 Hennen, diverse andere Legestätten und, seit April 1998, eine Eier-Packstation. In der wollen die Bergquell-Profis 100 Millionen Eier pro Jahr für die Supermärkte der Republik umschlagen, das Dreifache der bisherigen Bergquell-Eierproduktion.

Und die Löbbeckes sind nicht die einzigen, die mitspielen im großen Bio-Business: Lorenz Eskildsen, Sohn eines berühmten Hühner-Industriellen, hat im ostdeutschen Deersheim zwischen Hannover und Magdeburg eine Bio-Fabrik aufgemacht, in der "in 4 Farmen jeweils ca. 35.000 Legehennen in Bio-Produktion gehalten" werden, so der grün-gelbe Hochglanz-Prospekt. Solche Unternehmen zeigen, in welche Richtung der Öko-Trend geht. Weil die zunehmende Zahl von Biobauern wachsende Probleme haben, ihre Erzeugnisse unters Volk zu bringen, hoffen sie auf die Supermärkte, wo Bio in Massen abzusetzen und dem Verbraucher dort anzubieten ist, wo er ohnehin seine 5-Minuten-Terrine, die Fertigpizza von Alberto und Dr. Oetkers Tiefkühltortellini kauft.

Dabei wächst in der Bio-Bewegung auch die Kritik. Denn wer sich mit den mächtigen Handelsketten einläßt, unterwirft sich deren Logik. Unbarmherziger Preisdruck droht, Anpassung bei der Verpackung.

Auch die Qualität wird leiden, mahnen Kritiker. So wächst die Gefahr, durch Annäherung an die Sitten der Supermärkte zunehmend deren Unsitten nachzuahmen. Die Anliegen der Öko-Bewegung könnten dabei auf der Strecke bleiben, zum Beispiel im Umweltschutz.

Weil die Supermärkte ihre Waren möglichst ganzjährig anbieten wollen, importiert der Bergquell-Einkäufer die ersten Erdbeeren im Januar aus Israel. Von dort kommen auch die Möhren. Die Zwiebeln reisen aus Ägypten an. Selbst Äpfel holt der "Öko"-Importeur von April bis Juli aus Australien, Argentinien und den USA.

Nun will sicher niemand zurück zum vorkolonialen Speisenangebot. Selbst der härteste Öko-Fundi akzeptiert, daß Kaffee, Kakao, auch Bananen die Genußpalette des Mitteleuropäers bereichern. Doch just zu einer Zeit, da unter aufgeklärten Konsumenten die Kritik an überflüssigen Lebensmitteltransporten zunimmt, Naturschutzverbände mobil machen gegen die luftverpestenden Importe, und selbst Spitzenköche den Genuß von Regionalem propagieren, wird immer mehr Öko-Ware um den Globus gekarrt.

Die Abschaffung der Jahreszeiten durch die Handelsketten bringt die kleinen Naturkostläden in Zugzwang: "Der Öko will nicht den ganzen Winter Kohl und Sellerie essen", sagt eine Bio-Ladenbesitzerin in Berlin, "der Öko will auch im Winter seine Salatgurke." Die wird dann eben aus Ägypten eingeflogen. Nun könnte der Öko im Winter prima Wirsing essen oder tollen Rosenkohl, der, mit Trüffeln geadelt, supergut schmeckt – und auch noch voll vegetarisch ist.

Wundersamerweise will aber der "Öko" die Sachen immer dann, wenn es sie von Natur aus nicht gibt.

Der Öko will auch Fenchel, rund ums Jahr. Behaupten diejenigen, die Fenchel verkaufen. Die Firma "Dennree" beispielsweise, der Marktführer in der Naturkost-Branche. So schreibt Dennree-Mitarbeiter Peter Rudolph im Hochglanz-Prospekt seines Hauses: "Nehmen wir das Beispiel Fenchel. Würden wir ausschließlich deutschen Fenchel anbieten, so wären wir nur von Juni bis Oktober lieferfähig. Unsere Kunden möchten aber während des gesamten Jahres Fenchel." Und so karren die Dennree-Einkäufer den Fenchel eben aus dem Ausland heran, per Lastwagen in aller Regel (nur selten gibt es Ausnahmen, wie während eines Streiks französischer Lkw-Fahrer; damals, so berichtet der zuständige Manager im Dennree-Prospekt, mußte er "den Transport der Ware per Bahn organisieren").

Seltsam nur: Obwohl die Kunden angeblich so wild auf den Fenchel sind, gerade außerhalb der Saison, reißen sie das Grünzeug den Dennree-Leuten nicht unaufgefordert aus den Händen. Die Firma Dennree muß dafür lauthals Reklame machen, in bunten Prospekten, die rund um die Dennree-Supermärkte flächendeckend die Briefkästen verstopfen: Schön bebildert priesen sie zur Un-Saison ("Frohe Ostern") jenes Gemüse an: "Fenchel, HK 1, 1 kg 3,99. Herkunftsland: Italien".

Natürlich ist das alles unökologisch. Das ist sogar exakt in Zahlen nachzuweisen. So hat Greenpeace Schweiz in einer Studie nachgewiesen, wieviel Energie es verschlingt, wenn Nahrungsmittel aus entfernten Weltgegenden herangekarrt werden: wieviele Kilometer ein Lastwagen fährt, wieviel Diesel er braucht, wie weit ein Schiff schippern muß oder ein Jet fliegen, um all das heranzuschaffen, was es hierzulande auch gibt, nur ein paar Wochen später.

Ein Kilo Bohnen beispielsweise. Wenn das aus Ägypten gebracht wird, braucht man dafür eine Energiemenge, die 1,08 Litern Dieselöl entspricht. Dieses eine Kilo Bohnen aus Ägypten verpestet daher die Luft mit 3,2 Kilo Kohlendioxid (CO_2). Bei Bohnen aus der Heimat wären es nur 0,25 Kilo Kohlendioxid. Um ein Kilo Erdbeeren aus Israel herbeizuschaffen, sind, einer anderen Studie zufolge, 1,3 Liter Kerosin nötig.

Nicht sehr konsequent ist es deshalb, wenn die Zeitschrift *natur* in ihrer Rubrik "Rudi Knolls Öko-Weintip" einen Cabernet vom anderen Ende der Welt empfiehlt, etwa vom Chateau Los Boldos aus Chile ("kräftig, robust, ohne Schnörkel") oder das "sortentypische Stachelbeer- und Holunderaroma" eines Sauvignon Blanc vom südafrikanischen Cap Soleil anschwärmt. Solche Exotenweine verschlingen auf dem Transport bis zu 54mal so viel Energie wie europäische Tropfen.

Energie kostet es natürlich auch, wenn Bio-Sachen im Inland herum-
gekarrt werden. Oft verschlingt der Transport sogar mehr als die
Herstellung. Der Agrarwissenschaftler Martin Fuchs hat ausgerechnet,
daß für die Erzeugung von 500 Gramm Bio-Joghurt auf einem Hof im
niedersächsischen Kreis Lüchow-Dannenberg exakt 669,769 Kilojoule
an Energie erforderlich sind. Das beginnt mit der Kuh, die Energie
in Form von Gras oder Kraftfutter verschlingt, Energie braucht auch
die Lampe im Stall, die Melkanlage. Viel mehr Energie aber ist für
Verpackung und Transport erforderlich: Wird der Öko-Joghurt nach
Hannover, Hamburg oder Berlin in die Hochburgen der Bewegung
gebracht, ist dafür eine Energiemenge von genau 1007,929 Kilojoule
erforderlich – 50 Prozent mehr als für die Herstellung.

Eigentlich wissen auch die Manager aus dem Bio-Business, daß derlei
aufwendige Transporte dem Öko-Anliegen zuwiderlaufen. Der Bio-
Riese Dennree beispielsweise verkündet in seinem Hausmagazin stolz
die Wachstumsraten der Firma und teilt mit, daß die Lastzüge und
Sattelschlepper des Unternehmens mittlerweile 4,6 Millionen Kilometer pro Jahr im Dienst der Kunden zurücklegen, um die Bio-Ware
zur Kundschaft zu bringen. "Bei diesen Zahlen stellt sich natürlich die
Frage nach der Umweltverträglichkeit", stellt selbstkritisch der Prospekt fest. Den Lesern begegnet der Bio-Konzern mit Argumenten, die
die Werbeabteilung von Daimler-Benz nicht schöner formulieren
könnte: "Da die Belieferung unserer Kunden auch in absehbarer Zukunft nicht ohne Lkw möglich sein wird, gilt es, direkt im Fuhrpark
Verbesserungen zu realisieren. Wir haben das Angebot namhafter
deutscher Nutzfahrzeughersteller angenommen und seit 1996 unseren
Fuhrpark durch 17 neue Lastzüge und 7 Zugmaschinen mit 'Euro 2'
Motoren ergänzt. Diese Motorengeneration zeichnet sich durch ca.
6 Prozent weniger Verbrauch und bis zu 2 Prozent weniger Abgas-
emissionen gegenüber den bisherigen Motoren aus. Außerdem wurde
bei der Entwicklung dieser Fahrzeuge Wert gelegt auf: FCKW-freie
Kühlsysteme, Erhöhung der Ölwechselintervalle sowie die Verbes-
serung der Recyclingfähigkeit der Altfahrzeuge."

Nun weiß die grüne Firma, daß sich die Kundschaft nicht nur für die Ölwechselpraxis und das Schicksal der Altfahrzeuge interessiert, sondern auch für die Vermeidung von Transporten durch die Hinwendung zum Regionalen.

Schließlich gibt die Kundschaft immer wieder ihren Wunsch nach Ware aus der Heimat zu Protokoll. So wollen nach einer 1997 veröffentlichten Umfrage des bayerischen Landwirtschaftsministeriums 77 Prozent der Verbraucher im Freistaat am liebsten Nahrungsmittel aus Bayern kaufen, sogar 85 Prozent hätten am liebsten nur Eier von bayerischen Hühnern.

"Regional ist uns nicht egal", verkündet ganz in diesem Sinne Dennree. Immerhin gebe es in vier Filialen schon Regionales: in Großostheim, Gelsenkirchen, Stuttgart und Hamburg. Die Kost aus der Heimat wird dort allerdings vor allem als Möglichkeit gesehen, das Image aufzupolieren, so das Dennree-Magazin: "Für den Einzelhändler bedeutet die Ergänzung seines Angebotes mit regionalen Produkten die Chance, dem Verbraucher Kompetenz zu beweisen. Regional erzeugte Produkte haben einen hohen Sympathiewert und kaum ein Laden wird ganz auf sie verzichten wollen. Dennoch können sie immer nur das 'Sahnehäubchen' auf dem Sortiment darstellen."

Das mit dem "Sahnehäubchen" ist allerdings nicht wörtlich zu nehmen, denn gerade bei den Molkereiprodukten müßten "die nationalen Marken vorherrschen". Es scheint, als ob es sich da um ein Naturgesetz handle, das Gesetz der großen Mengen, des zentralen Einkaufs, der billigen Preise. Ein Naturgesetz ist dies indessen nicht, es ist das Gesetz des (Super-)Marktes. Die Öko-Riesen wie Dennree sind in einer mißlichen Lage. Einerseits haben sie die hehren Ansprüche von einst nicht ganz vergessen: Sie wissen, daß ihre Erfolge darauf beruhen, daß sie dem wachsenden Bedürfnis nach naturschonendem Konsum entsprechen. Andererseits haben sie sich den Gesetzen des Marktes, des Super-Marktes, unterworfen, sie wachsen und wachsen. Und sie laufen so mehr und mehr Gefahr, sich auch der naturzerstörenden Logik des Marktes zu unterwerfen. Während deshalb bei der Kundschaft der Wunsch nach mehr Natur, ja mehr Moral beim Einkauf wächst, entfernen sich die Öko-Profis ganz leise von solchen Idealen. Denen bleibt als Reservat nur noch ein Abschnitt im Hochglanzprospekt und ein Ehrenplätzchen in der Firmenchronik.

Die Firma Rapunzel beispielsweise, in einem kleinen Ort namens Legau im Allgäu ansässig, stammt aus der Öko-Szene, sie gehörte einst zu den Pionieren und jetzt zu den ganz Großen. Im kleinen Laden bei der Firmenzentrale in Legau geht es noch konsequent szenemäßig zu. Es liegen Prospekte aus und Einladungen aus der alternativen Subkultur, zu Tanz-Workshops beispielsweise: "In einer Atmosphäre von Achtsamkeit, Akzeptanz und Respekt werden wir die heilende Kraft des Tanzes erfahren", verspricht der Prospekt. Es wird geladen zu Vollwert-Kursen ("Kochen mit Willi"), esoterischen Gruppen ("Heilen mit Kristallen") und Selbstfindungsgruppen ("Begegnung mit dem inneren Kind").

In der Rapunzel-Kantine wird biologisch gekocht, in den Büros arbeiten die Öko-Manager an Holzschreibtischen. Im Firmenprospekt wird auch noch ehrendes Angedenken gewahrt an die Gründerzeit in den siebziger Jahren, als Rapunzel-Chef Josef Wilhelm zu Hause in der Badewanne das Müsli für die ersten Kunden zusammenrührte. Sein Motiv war damals, so die Firmenchronik, die Überzeugung, daß "Naturkost und biologische Landwirtschaft als wichtige Bausteine eines Konzepts zur möglichen Rettung unseres Planeten gehören".

Mittlerweile ist Rapunzel eine Aktiengesellschaft und nach eigenen Angaben Deutschlands größter Hersteller von Naturkost. Die Firma setzt 70 Millionen Mark im Jahr um und verarbeitet jährlich 10.000 Tonnen Rohstoffe aus 24 Ländern. Einem Reporter der *Schwäbischen Zeitung* gegenüber gab sich Gründervater Wilhelm als "Naturkost-Realo" zu erkennen, der die Umwelt schonen will, aber auch die weithin konsensfähige Maxime teilt, "Geld stinkt nicht". In Fragen der Rettung des Planeten und der klimaschädlichen Transporte hat der Rapunzel-Boß zu einer pragmatischen Haltung gefunden: "Trockenfrüchte aus der Türkei werden sowieso mit dem Lkw gebracht. Wenn der schon fährt, dann soll er lieber Bio-Ware transportieren."

Die Grenzen zerfließen zwischen den einstigen Bio-Pionieren und den normalen Supermärkten, die in erster Linie an das Wohl ihrer Aktionäre denken und die Bio-Ecke als Imageträger einrichten. Für die Kunden, denen sauberes Wasser ebenso wichtig ist wie giftfreier Boden, die den kleinen Bauern faire Preise gönnen wollen und den Hühnern ein glückliches Leben, wird es immer schwieriger, beim Einkauf Moral walten zu lassen.

Frau Patzlaff aus der Siegener Gegend beispielsweise. Sie kauft, wie wir aus dem Müsliladen-Kundenblatt *Schrot & Korn* erfahren haben, Milch im Bio-Laden für 2,49 Mark den Liter. Und sie würde gern, wie sie dem Blatt erklärte, noch mehr ausgeben – wenn das den Kühen diene: "Wenn mir die Anbauverbände eine noch tiergerechtere Haltung garantieren würden, zum Beispiel auf das Enthornen der Kühe verzichten, und deshalb ihre Herdengröße reduzieren, könnte ihre Milch von mir aus noch zehn Pfennig mehr kosten."

Damit befindet sich Frau Patzlaff in guter Gesellschaft: Nach einer 1998 veröffentlichten Forsa-Umfrage liegen 85 Prozent der Kunden Aspekte des Tier- und Naturschutzes am Herzen, 84 Prozent akzeptieren auch höhere Preise für Bio-Produkte.

Kundenbefragungen in der Bio-Sphäre ergaben, daß gerade bei Milch 40 Prozent der Befragten Preisaufschläge von 50 Prozent hinnähmen. 16 Prozent meinten gar, sie würden sogar das Doppelte des bisherigen Preises zahlen.

Merkwürdigerweise aber will niemand das Geld dieser Leute. Obwohl diese Kunden gern mehr ausgäben, wird die Öko-Milch immer billiger. Der Großhändler Dennree etwa verschleudert erstklassige Bio-Milch in Demeter-Qualität für 1,99 Mark. Der Supermarkt-Konzern Rewe verramscht das feine Getränk gar für 1,69 Mark. Auch andere wertvolle Erzeugnisse der glücklichen Kühe werden zu Dumping-Preisen hinausgeworfen. Dennree will bloß 1,99 Mark für guten Tiroler Bio-Emmentaler haben und nur 2,99 Mark für die wertvolle Natur-land-Biobutter. Rewes Minimal-Filialen gar machen aus erstklassigen Bio-Sachen Pfennig-Ware: Quark gibt es für 99 Pfennig, Joghurt für 79 Pfennig. Bald ist es soweit wie an jenen Shell-Tankstellen, wo

Milch auf der Preistafel neben der Straße für 99 Pfennig angeboten wird, billiger als Super bleifrei, das 1,66 Mark kostet.

Der Bio-Markt ist im Begriff, die Entwicklung nachzuvollziehen, die im herkömmlichen Lebensmittelmarkt stattfindet: Dort fallen die Milchpreise ins Bodenlose. Schon ist, laut *Lebensmittelzeitung*, jeder Tropfen Sahne, der im Supermarkt verkauft wird, ein Zuschußgeschäft. Bio ist da kein Garant mehr fürs Überleben: Die "Rhöngold-Molkerei" mußte schon aufgeben und wurde an einen Konkurrenten verkauft, die "Herzblatt"-Molkerei, Hessens erstes Bio-Milchwerk, ging in Konkurs.

Die Bio-Funktionäre, die den Weg in den Supermarkt zur Förderung des Absatzes stets forciert hatten, bangen jetzt um das Einkommen ihrer Bauern. In der Zeitschrift *natur* proklamierte Manon Haccius, Geschäftsführerin der Arbeitsgemeinschaft Ökologischer Landbau, dem führenden Zusammenschluß der seriösen Biobauern, noch ihren frommen Wunsch, daß sinkende Preise im Laden "auf keinen Fall auf Kosten der Erzeugerpreise gehen" dürften. Doch der Kritische Agrarbericht meldete schon 1997, "der Wunsch nach einem für Bauern gerechten – weil kostendeckenden – Preis" bliebe nach Beobachtungen vieler Agrarier "auf der Strecke", zumindest in Österreich, wo die Supermärkte schon früh auf die Öko-Welle aufgesprungen waren. Die deutschen Zahlen bestätigen die Tendenz: Von 1990 bis 1998 fielen die Milchpreise, die die Bio-Bauern erhalten, von 72 Pfennig auf teilweise unter 60 Pfennig. Der Kritische Agrarbericht 1997 berichtete schon über Befürchtungen der Branche, daß die Biobauern unter einen "Intensivierungsdruck geraten, der strukturell dem der konventionellen Landwirtschaft ähnlich ist".

Die Zeitschrift *Ernte*, das Mitgliedermagazin der österreichischen Biobauern, warnte daher vor dem "Schritt in den Supermarkt": Es bestehe "akute Gefahr, daß der Markt uns verschlingt". Denn: "Tempo und Diktat der Nachfrage sind kaum in den Griff zu bekommen. Um die Nachfrage zu befriedigen heißt die Devise: rationalisieren und in großen Einheiten produzieren." Die Folge sei "zwangsläufig", daß die Ökologie "in den Hintergrund treten" müsse.

Neuerdings warnen Branchenkenner auch vor einem Verlust an Qualität. Das ist nicht verwunderlich; verwunderlich ist nur, daß die Kritik an den Praktiken der Handelsketten in der Bio-Branche bisher nur sehr verhalten erklang. Dabei klagen die konventionellen Lebensmittel-Lieferanten, darunter sogar große Konzere, seit Jahren vehement über halsabschneiderische Preisdiktate, über willkürliche Rabattforderungen, etwa aus Anlaß von Neueröffnungen oder auch Laden-Jubiläen.

Im Frühjahr 1998 riefen die entnervten Lieferanten sogar nach der Hilfe des Staates: Der Markenverband, in dem sich die großen Herstellerfirmen zusammengeschlossen haben, beschwerte sich, daß von den Supermarktketten "dreister denn je abkassiert" werde. Anläßlich der Übernahme der Wertkauf-Gruppe durch den amerikanischen Wal-Mart-Konzern sei von den Lieferanten sogar ein zweiprozentiger "Hochzeitsbonus" verlangt worden. Diese Praktiken, in der – nicht sehr eleganten – Handels-Fachsprache "Anzapfen" genannt, sollen nach dem Wunsch der Markenartikler verboten werden. Auch "Schleuderpreisstrategien" sollen gesetzlich untersagt werden, sogar das "Auffordern" zu Vorzugsrabatten soll bestraft werden. Ein seltsames Milieu, in dem Rabatte als Missetaten gelten und die Einzelhandelsbosse einen Ruf wie Raubritter und Wegelagerer genießen.

Angesichts dieser Fronten und Feindschaften ist es sehr verwunderlich, wenn die Öko-Lieferanten gerade dieses Haifischbecken zielstrebig ansteuern, ihre wertvolle Ware zum Verschleudern selbst noch herantragen und sogar noch freudig bewegt sind, daß sie nun endlich bei den Großen, den "Big Players", mitspielen dürfen.

Der Qualität ihrer Erzeugnisse könnte das schlecht bekommen. Denn die Sphäre der Supermärkte hebt das Niveau des Angebotes nicht unbedingt, wie Kritiker glauben.

So klagte Wolfgang Kartte, der frühere Präsident des Bundeskartellamtes und Hobbykoch, im März 1998 laut *Frankfurter Rundschau*: "Eine Verarmung des Angebots ist offensichtlich. Genmanipulationen von Gemüse, Obst und anderen Agrarprodukten und die Uniformität des Angebots an Grundnahrungsmitteln sind Folgen eines irrsinnigen Preisdrucks, der vom Handel auf die Produzenten ausgeübt wird. Ich will niemandem nachsagen, daß er schlechte Ware unters Volk bringt. Aber warum müssen wir Fleisch essen von Tieren, die mit Mehl von Kadavern ihrer Artgenossen gefüttert werden?"

Vor allem für die Öko-Erzeuger ist eine solche Entwicklung prekär. Wenn die gefürchteten Praktiken der herkömmlichen Nahrungserzeugung auch die Öko-Waren erreichen, wenn womöglich Gentechnik auch hier legalisiert wird, wie in den USA geplant (siehe Kapitel 10), dann ist der Vertrauensvorsprung der Naturköstler dahin.

Erfahrene Branchenkenner plädieren daher für eine Profilierung abseits der Supermarktketten. Andreas Weritz-Schaefer, ein Reformhaus-Manager, distanzierte sich in der Zeitschrift *natur* von den Versuchen, mit Öko-Produkten in die Supermärkte zu gehen: "Meiner Meinung nach hat der Großhandel mit seinem enormen Preiswettbewerb die Nahrungsmittel insgesamt diskreditiert. Er hat auch auf dem Gewissen, daß die Qualität immer schlechter wird. Ich glaube, daß die Strafe insofern auf dem Fuße folgt, als der Verbraucher kein Vertrauen in das Öko-Angebot in den Regalen normaler Supermärkte hat. Ökologie ist eben auch Vertrauenssache."

Noch fühlen sich allerdings viele Bio-Produzenten geschmeichelt, wenn sie von den Branchen-Moguln umgarnt werden, sie freuen sich, wenn Maggi Bio-Kartoffeln kauft und pulverisiert in Tütensuppen rührt. Andere Öko-Fabriken ahmen Pfanni nach und versuchen sich an flockentrockenem Bio-Kartoffelbrei. Das schmeckt zwar scheußlich, hat aber erschreckenden Erfolg.

8.

Flink kloppen

Die Industrialisierung der Naturkost
Frohe Botschaft für Singles: Endlich tankstellengerechte Bio-Brötchen
/ Natur in Dosen und die Frage des Designs / Die Verhunzung
der Natur: Bio-Kartoffeln für Instant-Pürees / Neu von Maggi: Bio-
Suppen aus der Tüte / Der Streit um das Aroma

Kulinarisch gesehen ist dieser Ort eher etwas für die Anspruchs-
loseren. An Buffet Nummer 10 gibt es eine Auswahl von lappigen
Sandwichs mit Schinken, alternativ auch Reis auf einem Styropor-
Tablett mit roten Klumpen und ebensolcher Sauce, zum Dessert
locken cellophanverpackte Kuchen mit schwarzen Klümpchen. Dazu
reicht man Becks Bier, Coca Cola oder Tropicana Orangensaft aus dem
Tetra-Pak, wahlweise auch Cappuccino aus Plastikbechern. Unmittelbar nach Verzehr kommt schnell ein junger Helfer mit roter Baseball-
Mütze, Adidas-Turnschuhen und gelben Gummihandschuhen, und
leert all den Müll in Plastiksäcke.

Die Menschen verzehren das Dargebotene klaglos. Sie könnten auch
schlecht meckern, denn sie gehören zu jenen, die weltweit an solch
kulinarischen Schrecknissen arbeiten. Bei der Messe Food Ingredients
Europe versammeln sich jene Menschen, die für das Essen verantwortlich sind, das heutzutage in den Supermärkten verkauft wird:
Lebensmitteltechnologen, Chemiker, Diplomingenieure. Ihre Arbeit-
geber haben prächtige bunte Stände aufgebaut, an denen sie all die
Pülverchen vorführen, aus denen das Essen zusammengemixt wird.

Der Chemie-Konzern Hoechst beispielsweise führt seinen neuen Kunststoff namens "Sunett" vor, der als billiger Zucker-Ersatz in Orangensäfte, Joghurts und Eistee gemixt wird. Die Firma BASF preist ihre Feinchemikalien an, etwa jenes Beta-Karotin, das "naturidentische Farbmittel", das in verschiedenen Tönen "von gelb (Y) bis orangerot (O)" erhältlich ist.

Der österreichisch-schweizerische Konzern Jungbunzlauer bietet seine Zitronensäure feil, für die in einer Fabrik bei Wien emsige Schimmelpilze vom Typ Aspergillus Niger schuften. 120.000 Tonnen berichtet ein Manager stolz, erzeugen die fleißigen Pilze jedes Jahr, und dazu, wegen des besonderen Herstellungsverfahrens, 120.000 Tonnen Gips. Die Vereinigung der US-Soja-Produzenten führt die Früchte ihrer Arbeit vor und die Erzeugnisse, in die sie hineingemixt werden, Nutella beispielsweise. Und der Gen-Pionier Monsanto präsentiert seinen Süßstoff NutraSweet und andere Zutaten mehr.

Die crème de la crème der globalen Food-Industrie versammelt sich alljährlich zu diesem Branchentreff. Die europäische Messe wechselt zwischen London, Paris und Frankfurt, die asiatische zwischen Singapur und Shanghai, in São Paulo werden die Kunden Lateinamerikas geworben.

1997, auf der Messe in London, gab es eine bedeutende Innovation: Erstmals waren auch Öko-Anbieter zugelassen. Die hatten zwar nur eine kleine Bio-Ecke im ersten Stock, ganz am Rande. Doch die Premiere war ein großer Erfolg. Die Naturköstler hatten offenbar keine Berührungsängste. Einige hatten sich unter den Kunstnahrungserzeugern offenbar sogar ganz wohl gefühlt und "ansehnliche Extra-Geschäfte" gemacht, berichtete der Öko-Organisator Simon Wright. Ein "Veteran" aus der Öko-Sphäre schwärmte gar gegenüber Mr. Wright von der "besten Handels-Show", die er je erlebt hatte. Mr. Wright ist "Consultant Food Technologist", eine Art Unternehmensberater mit Öko-Schwerpunkt. Er hat ein Buch veröffentlicht* und berät Lebensmittelfirmen, die nicht so recht wissen, was sie mit den neuen, tren-

---

* Simon Wright: Handbook of Organic Food Processing and Production. London: Chapman & Hall, 1994

digen Öko-Sachen anfangen könnten. Mr. Wright hat alles drauf, was in der Öko-Szene en vogue ist, und kann es gewinnträchtig vermarkten. Er liefert, laut Eigenwerbungsfaltblatt, alles von der "Entwicklung neuer Produkte mit ökologischen, fair gehandelten und natürlichen Zutaten" bis zur "Public Relations Strategie" in Fernsehen, Presse und Boulevardmagazinen.

Mr. Wright hat auch, beim "World Food Summit 97", dem Gipfeltreffen der Essenskonstrukteure anläßlich der Zutaten-Messe in London, ein Seminar zu den neuen Trend-Ingredienzen veranstaltet, Thema: "Aufregende Zeiten für Bio-Nahrung". Der Öko-Unternehmensberater erklärte den Abgesandten der Food-Multis ihre Bio-Perspektiven: Gerade für "multinationale Gesellschaften" böte Bio eine "bedeutende Chance", ihr Image zu polieren, "Reputation" und "Integrität" zu erwerben. Und auch ordentlich Umsatz: Denn der Öko-Marktanteil, der 1997 europaweit bei mageren 1,8 Prozent lag, könne bis 2007 auf 10 Prozent, bei optimistischer Rechnung gar auf 30 Prozent steigen. Schöne Aussichten. Noch schöner waren Kostproben auf dem Tisch am Rande des Saales: lauter umsatzträchtige Bio-Sachen. Ein Pulverkaffee aus Bio-Bohnen, der sich allerdings geschmacklich von Nescafé kaum unterschied, außerdem Tee aus dem Beutel, Milch aus dem Tetra-Pak, plastikverpackte Käsescheiben vom Typ "Cheddar". Das war neu, wahrlich innovativ, und hatte so gar nichts mehr vom Moral-Muff aus dem Müsliladen. Das ist die Warenwelt, die Singles von der Tankstelle kennen, an der sie spätnachts, wenn der Kühlschrank gähnend leer ist, noch was kriegen. Etwa den Klassiker, das Sandwich im charakteristischen Aral-Shell-Esso-Design, cellophanverpackt und gummiähnlich im Griff. Genau das gibt es jetzt, genauso cellophanverpackt auch in Öko: das "Alternative Sandwich".

Besonders erfreulich ist, daß es jetzt sogar Naschware mit eingebauter Moral gibt: "Organic Oat & Honey Cookies". Außerdem gibt es Schokolade mit politisch absolut korrekten Regenwaldzutaten und einer leichten geschmacklichen Erinnerung an ausgestorbene Völker: "The authentic Maya Taste of Rainforest Spices & Oranges".

Ein aufstrebender Bäcker aus Melmerby, einem Ort in Nordengland, exportiert seine klarsichtverpackten Erzeugnisse sogar bis in die USA. Das findet der Mann, ehrlich, auch nicht ganz okay, wegen der weiten Transporte. "Bedauerlicherweise" aber seien die Leute in Melmerby noch nicht auf dem Öko-Trip, sagt der Bio-Großbäcker Andrew Whit--ley: "Die Ironie ist, daß die örtliche Bevölkerung sehr konservativ ist, die essen keine Bio-Sachen."

Doch der Direktkontakt zum Kunden ist nicht nur in Britannien schwierig. Wie jener innovative Großbäcker haben auch viele Bio-Bauern Probleme, an die Kundschaft zu kommen. Die Verbraucher hätten zwar gern ein größeres Bio-Angebot, doch die landwirschaft-lichen Produkte werden heutzutage nur in ganz geringen Mengen direkt an die Verbraucher verkauft. "Nur noch etwa vier Prozent der Erzeugung – gemessen an den Verkaufserlösen der Landwirtschaft – werden von der Landwirtschaft direkt an die Endverbraucher verkauft. Hierbei handelt es sich vor allem um Speisekartoffeln, Obst, Gemüse, Wein und Eier. Dagegen werden die für die Landwirtschaft bedeu-tendsten Produkte – Milch, Getreide, Schlachtvieh – fast ausschließlich von Handels- und Verarbeitungsbetrieben aufgenommen", schreibt der Agro-Marktforscher Professor Hans Eberhard Buchholz.*

Und auch die übrigen Früchte des Feldes und der Gärten gelangen nicht im Naturzustand zum Konsumenten, sondern werden erst noch pulverisiert, getrocknet, verkocht, verbunden mit Verdickungsmitteln, Emulgatoren und Stabilisatoren. "Gegenwärtig", so Buchholz, "gelan-gen mehr als 90 Prozent der landwirtschaftlichen Erzeugung erst nach einer Be- und Nachbearbeitung durch das Ernährungsgewerbe an den Endverbraucher."

Wenn ein Mikrowellenbesitzer also die Packung mit der Aufschrift "Dr. Oetker Ristorante Tortellini Tomatenrahm" aus der Tiefkühltruhe aufwärmt, dann verspeist er – neben modifizierter Stärke, Alginat,

---

* Hans Eberhard Buchholz: Strukturen und Bestimmungsgründe des Nahrungsangebots. In: Ernährungsforschung interdisziplinär (hrsg. von Thomas Kutsch) Darmstadt: Wissen-schaftliche Buchgesellschaft, 1993

Guarkernmehl und Zitronensäure – auch Eier, Zwiebeln, Tomate, Champignons. Die Bauern, die dies alles erzeugt haben, hat er im Supermarkt natürlich nicht getroffen. Und es ist auch kein Bauer mit einer Ladung Eier, Zwiebeln, Tomaten oder Champignons bei Dr. Oetker in Bielefeld vorgefahren. Die Beziehungen zwischen dem Bauern und seinen Kunden sind eher unpersönlich geworden. Das erschwert auch das Bemühen des Bio-Bauern um Absatzförderung. Denn die Lebensmittelfabriken können mit der normalen Ernte, wie die Natur sie geschaffen hat, nicht viel anfangen. In den Kunst-Küchen von Maggi, Knorr und Dr. Oetker können Zwiebeln und Karotten kaum verarbeitet werden: Dort braucht man Zwiebelpulver und Trocken-karotten. Die Einkäufer von Maggi, Knorr und Dr. Oetker können auch mit Eiern nicht sehr viel anfangen: Sie brauchen Eipulver, Eikonzen-trat, Ei-Gelees oder Tiefkühleier.

Der Anteil der industriell vorbehandelten Eier am Gesamtmarkt liegt europaweit schon bei 20 Prozent. Insgesamt 800.000 Tonnen, wie das Kunstnahrungs-Fachblatt *International Food Ingredients* ermittelte, das entspricht 18 Milliarden Eiern, werden nicht so verspeist, wie das Huhn sie schuf, sondern erst in fabrikfertige Form gebracht. Die "rapide Entwicklung des Marktes für Eiprodukte", so das Fachblatt, verdanke das maschinengerechte Ei verbessertem "Handling": Es ist für industrielle Zwecke leichter einzusetzen als das fragil umschalte Naturprodukt und hält überdies länger. Die Firma B.V. Nederlandse Industrie Van Eiprodukten hat sich so ein Erzeugnis patentieren las-sen. Das Ei allein reicht dafür allerdings nicht aus: Man braucht dazu noch ein bißchen Zucker, ein Pülverchen aus getrockneten Meeresal-gen und einen Schuß Glycerin. Gut gemischt, ein wenig erhitzt, ergibt das ein transparentes Gelee-Konzentrat, ein Jahr haltbar und hervor-ragend geeignet als Zutat für industrielle Kuchen und Kekse.

Mit der Frage nach dem Glück der Tiere werden die Fabriknahrungs-produzenten nur selten konfrontiert. So stoppte Dr. Oetker vor eini-gen Jahren urplötzlich seine bis dato harmonischen Geschäftsbezie-hung zu der Eier-Firma "Ovobest", als nämlich ruchbar wurde, daß diese Firma zum Imperium des Hühnerquälers Anton Pohlmann

(Flink kloppen

gehörte. Doch ob die anderen Hühner glücklich sind, die den Rohstoff für das Trockeneigelb in Dr. Oetkers "Altdeutschen Kuchen" liefern, ist bei Dr. Oetker nicht zu erfahren. Und auch Maggi hüllt sich in Schweigen über die Herkunft der Ei-Rohware für die "Pasta-Snack-Nudeln in Schinkensauce". Und wie es dem Huhn ging, das irgendwann als "Hühnerfleisch mit Antioxydationsmitteln" in Knorrs "Feinschmekker-Geflügelcremesuppe" gelangte, ist ebenfalls nicht zu erfahren.

Das ist natürlich ein bißchen unbefriedigend, auch für die bekannten Unternehmen, denen ihr Image ja wichtig ist. Zur Freude der Bio-Bauern bemühen sich deshalb immer mehr große Lebensmittelkonzerne, die Natur-Kost in ihre kulinarischen Kreationen einzubauen. Und glücklicherweise rüsten auch die Zulieferer auf: Die niedersächsische Eier-Firma Heidegold hat deshalb eine neue Fabrik gebaut für industriegerechte, flüssige Eiprodukte, die aus dem Ausstoß von über 100.000 Hennen auf Alternativ-Farmen gewonnen und unter dem Namen Eiquick vermarktet werden. Das schafft dann neue Absatzmärkte für die naturnahen Agrarier, ein schönes Image für die Food-Konzerne und ein neues Angebot in den Supermärkten.

Das geht neuerdings so flott, daß sich manche Supermarktbesucher schon über "Kuriosa" mit Öko-Anspruch wundern. So staunte nach einem Ausflug in Supermärkte 1997 das Schweizer Magazin *Facts* angesichts von "Biogummibärli" und "Bio-Jogo-Dressing" ("Drei Monate lang haltbar"), von "Biolakritzbärli" und dem "Burger Mäck Urkraft", einem Hamburger-Imitat aus Käse und Gemüse. Führend in der Industrialisierung und Vermarktung des Öko-Sektors ist nach Beobachtungen der Schweizer *Facts*-Reporter der Filial-Konzern Migros: Der "verkauft in seiner Biolinie Tiefkühlbohnen, Pizzas und tiefgekühlten Kartoffelstock, bietet aber kaum Biofrüchte oder Biogemüse an", wunderten sich die *Facts*-Reporter.

Die Journalisten hingen wohl noch der Vorstellung nach, Bio-Ware sei nur etwas für Naturfreunde, die in Sorge um die Umwelt verantwortungsbewußt konsumieren wollen. Das aber ist von gestern. Da ist die Realo-Fraktion im Bio-Business längst weiter.

Der deutsche Marktführer Rapunzel beispielsweise beliefert vor allem Naturkostläden. Neuerungen sehen die Leute von Rapunzel nicht durch die grüne Brille der Öko-Ideologen, sondern mit dem kühl kalkulierenden Blick des Kaufmanns. Tiefkühlkost etwa gilt Ideologen als Energieverschlinger. Anders Rapunzel: "Tiefkühlkost ist der Sortimentsbestandteil, der für zusätzlichen Umsatz sorgt", verkündet die Bio-Firma, die als Aktiengesellschaft geführt wird, in einem Prospekt für Händler. Ihre Tiefkühlabteilung arbeite absolut professionell, wirbt die Naturkost-AG: "Bundesweite Belieferung des Einzelhandels mit Tiefkühlspedition. Günstige Kauf- oder Leasing-Angebote für Tiefkühlschränke". Im Angebot ist Tiefkühl-Pizza von Margerita bis Gärtnerin, "Vegetarische Nuggets" oder eine "Knusperschnitte" mit Kartoffelpanade und vieles andere mehr. Bio für Faule.

Die Emanzipation der Lebensmittel von der Natur hat jetzt die Bio-Sphäre erreicht. Auch hier herrschen die Widrigkeiten der Natur: Echter Blumenkohl welkt unangenehm schnell, dabei muß er doch so weit reisen bis in die hinterste Bio-Supermarktfiliale und kommt erst kurz vor dem Verfall dort an. Besser ist: Natur in Dosen.

In den USA, dem Heimatland des Künstlichen, gelingt die Versöhnung von Natur und Industrie am elegantesten. "Always Natural", immer natürlich, lautet beispielsweise der Slogan der Fertigkost-Firma "Fantastic Foods". Die "Always Natural"-Produktlinie floriert mit diversen Schnell-Gerichten à la 5-Minuten-Terrine: Ein "Cha-Cha-Chili" etwa oder ein Kartoffelbrei-Ersatz namens "Stuffed Mashed Potatoes". Die Reihe "Healthy Complements" bietet gar Fertigkost für wahre "Gourmets": Couscous oder Risotto. "Alles, was wir machen, ist immer natürlich", beteuert Fantastic Foods. Die Firma Cascadian Farm bringt sogar die ganze Welt auf den Teller: "Meals for a Small Planet", plastikverpackt und für 2,79 Dollar etwa ein vegetarisches Azteken-Menu, alternativ eines in Geschmacksrichtung Cajun. Auch Mediterranes ist zu haben, alles in "LowFat – No Cholesterol", und "alles aus dem firmeneigenen Netz von Bio-Farmen".

Dem Eindosen des Natürlichen gilt die besondere Sorgfalt, vor allem des Designers. Weil Dosen und Plastikpackungen ab Werk nicht sehr natürlich wirken, erfordern sie eine besondere Gestaltung. So schreibt das US-Fachblatt *Food Technology* im Juli 1996: "Durch den Trend zum Frischen sind die traditionellen Lebensmittelfabrikanten, um konkurrenzfähig zu bleiben, gezwungen, ihre Produkte und Packungen so zu verändern, daß sie möglichst frisch erscheinen." Ein besonders vorbildliches Beispiel kennt das Branchenblatt auch: Die Firma Muir Glen's, einen kalifornischen Hersteller von Bio-Säften. "Muir Glen's Bio-Saftlinie ist ein exzellentes Beispiel, wie ein graphisch auffälliges Etikettendesign ein Dosen-Erzeugnis so gestalten kann, daß es wie ein hausgemachtes erscheint." Tatsächlich prangen pralle frische Früchte auf der Dose, pseudohandschriftliche Lettern suggerieren die Herkunft vom kleinen, ländlichen Bauernhof. Das sei mustergültig, meint *Food Technology*: "Die Hersteller von verarbeiteten und verpackten Nahrungsmitteln sollten so klug sein, ihre Erzeugnisse durch Farbe, Beschaffenheit und Verpackung so aufzuwerten, daß sie frisch erscheinen."

Die europäischen Lebensmittelkonzerne haben den Trend ebenfalls erkannt. Weil beispielsweise immer mehr Verbraucher wieder zum Saisonalen neigen, nutzen die Hersteller "die vier Jahreszeiten als Ansatz zur Belebung bestehender Sortimente", wie die *Lebensmittelzeitung* beobachtet hat. So bietet die Molkerei H. Strothmann "Saison Surprise" an, sogenannte "Premium-Joghurts mit den Winter-Geschmacksrichtungen Apfelstrudel und Pflaume-Zimt". Die holländisch-deutsche Firma Tuffi Campina "lanciert" laut *Lebensmittelzeitung* "im weihnachtlichen Verpackungsdekor eine Schlemmermilch mit 'winterwürzigem' Karamel-Toffee-Geschmack". Konkurrent Onken GmbH bringt "Bioghurt" mit Lebkuchen, Marzipan und Bratapfel-Geschmack. Und der Milch-Multi Danone ("Gutes kann so gesund sein") brachte im Winter 1997/98 ein Joghurt-Erzeugnis namens "Jahreszeit"auf den Markt, sogar aus "100 Prozent Biomilch" mit naturbelassenem "Fettgehalt mit seinen typischen jahreszeitlichen Schwankungen". Da die Joghurt-Designer von Danone in ihren Labors und Fabrikhallen den Kontakt zu den Jahreszeiten draußen in der Natur ein bißchen verloren haben, produzierten sie mitten mit Winter einen Jahreszeiten-Joghurt Geschmacksrichtung "Sommerkirsche".

So wächst zusammen, was eigentlich nicht zusammengehört. Auf der Kunstnahrungs-Messe Food Ingredients Europe in London sprachen die Branchenexperten darum schon von der "Öko-Industrie". Eine Vokabel, bei denen echten Naturfreunden das Grausen kommt; die Bio-Erzeuger sind davon jedoch weit entfernt. Sie sind Profis und nutzen mehr und mehr die Tricks ihrer Kollegen aus der High-Tech-Lebensmittelindustrie. Auch Bio-Fabriken stellen Lebensmitteltechnologen ein. Und die können dann an Tütensuppen, Tiefkühlpizzen und Sojawürstchen zeigen, was sie in der Universität und den Labors der Großen gelernt haben. Die neuzeitlichen Erzeugnisse der Bio-Branche zeugen denn auch von technischen Fertigkeiten, von denen ein früher Pionier-Bauer nie hätte träumen wollen.

Rapunzel beispielsweise verkauft feine "Fiesta Tortilla Chips Indigo", laut Packungsaufdruck "Peppig pikant gewürzter blauer Mais", natürlich "aus kontrolliert biologischem Anbau", 125 Gramm zu 3,48 Mark. Skeptiker wundern sich über das ungewohnte Blau in der Tüte: Das sei laut Etikett den "von Natur aus blauen Maiskörnern" zu verdanken. Wer lieber herkömmliche Chips knabbert, bekommt bei Rapunzel auch Bio-Kartoffelchips aus holländischer Erzeugung. Die Chips versprechen laut silberglänzender Packung einen "Genuß ohne schlechtes Gewissen", denn: "Unsere Bio Potato Chips werden in einem kleinen Familienbetrieb nach alter Tradition gebacken". Der Aufdruck läßt offen, wieso das schlechte Gewissen beim Knabbern dieser Chips ausbleibt. Liegt es am "kleinen Familienbetrieb"? Hinterließe ein großer Familienbetrieb ein schlechteres Gewissen? Und wo gibt es eine "alte Tradition" des Kartoffelchipsbackens? Vermutlich nur in Holland. Vermutlich gilt auch nur dort das Knabbern von Kartoffelchips als "Genuß".

Die Bio-Fabrikanten offenbaren ein merkwürdiges Verhältnis der Szene zum Genuß. Da verfügen sie über erstklassige Kartoffeln, wohlschmeckende Karotten, prima Lauchstangen, super Sellerie. Die beste Milch kommt von Bio-Höfen, ausgezeichnete Butter, leckere Sahne.

Schweinefleisch, Hähnchen, Enten, alles ein Hochgenuß. Doch die, die stolz sein könnten, solches zu verkaufen, nehmen diese feinen Sachen – und verarbeiten sie zu übelschmeckenden Fertigwaren und begründen dies auch noch mit der angeblichen Nachfrage nach "genußorientierten Produkten".

Die Nachfrage nach solchen "genußorientierten Produkten" führe zu zunehmender Verwendung von Zutaten, die den ursprünglichen Öko-Idealen "nicht uneingeschränkt gerecht" würden, konstatierte beispielsweise eine Versammlung von Öko-Erzeugern und Händlern in Frankfurt am Main im Oktober 1995. Bei der Anhörung der Arbeitsgemeinschaft Ökologischer Landbau ging es vor allem um den zunehmenden Einsatz von Aromastoffen, den Geschmacks-Krücken der Lebensmittelindustrie.

Die sind eigentlich vollkommen entbehrlich, vor allem, wenn schmackhafte Bio-Erzeugnisse Verwendung finden. Die Lebensmittelindustrie verwendet sie zumeist, um bei den Rohstoffen sparen zu können. So reichen, dank Aroma, in einer Knorr-"Hühnersuppe" zum Preis von 1,59 Mark sieben Gramm Huhn für vier Teller aus.[*] Sie finden auch Verwendung, um unangenehme Geschmacksnoten zu "maskieren", wie dies im Fachjargon heißt, oder um nicht vorhandene Rohstoffe vorzutäuschen. Die Firma Bell Flavors & Fragrances, ein US-Konzern mit Filiale im sächsischen Miltitz, bietet beispielsweise ein Rinderaroma an, das so wenig mit Rind zu tun hat, daß sie es speziell für Vegetarier empfiehlt. Nach eigenen Angaben wurde die Firma mit solchen Geschmacksstoffen zum Marktführer bei vegetarischen Fabrik-Speisen. Dank einer liberalen Gesetzgebung kann ein solcher Phantom-Geschmack, der an Rind erinnert, gleichwohl als "natürliches" Aroma verkauft werden, ebenso wie jenes "natürliche Aroma" vom Typ Erdbeeren, das die Firma Haarmann & Reimer, eine Tochter des Bayer-Konzerns, aus australischen Sägespänen herstellt, wie ein Mitarbeiter stolz berichtete.

[*] Hans-Ulrich Grimm: Sie Suppe lügt. Die schöne neue Welt des Essens, Stuttgart: Klett-Cotta, 4. Auflage 1998

Die Aromen werden in riesigen Mengen verkauft: Jeder Deutsche verspeist pro Tag durchschnittlich ein Pfund industriell aromatisierten Essens. Darunter auch solche, die ähnlich wundersame Wandlungen hinter sich haben wie jene Sägespäne. So dienen beispielsweise Soja-Reste oder Erdnußabfälle als Ausgangspunkt für viele Geschmacks-Illusionen: Sie werden mit Salzsäure und Natronlauge übergossen, hernach prüft ein Fachmann, ob sie als Schweinefleisch-Aroma oder eher als Speck-Illusion Verwendung finden können. Diese sogenannten "Proteinhydrolysate" sind allein schon von der Menge her "sehr bedeutsame Bestandteile von Lebensmittelaromen. Man schätzt ihre jährliche Weltproduktion auf 1,7 Millionen Tonnen", schrieb der ehemalige Unilever-Manager Karl Heinz Ney in seinem schon 1987 erschienenen Standardwerk.*

Das kann für empfindliche Verbraucher unangenehme Konsequenzen haben: Denn bei Allergikern können auch die verbliebenen Reste von Soja oder Erdnuß noch Ausschlag oder Asthma auslösen, warnte schon 1994 das Bundesgesundheitsblatt.**

Solche Geschmackskrücken hätten die wertvollen Bio-Sachen eigentlich nicht nötig. Sie schmecken ja von Natur aus gut. Gleichwohl nehmen auch Öko-Unternehmen wie etwa die Bioland-Molkerei im bayerischen Andechs das Aroma aus dem Labor.

Die Andechser Molkerei ist eine der schönsten im ganzen Land. Sie sieht aus wie ein stattlicher Bauernhof, mitten im Grünen gelegen im schönen bayerischen Voralpenland. Nebenan grasen Kühe, schräg gegenüber ragt der Zwiebelturm von Sankt Vitus empor. Der Betrieb floriert, vor allem seit 1976 der Senior, Georg Scheitz, hier mit Bio begonnen hat. Mit einem Produktionsvolumen von 50.000 Tonnen Biomilch im Jahr ist die Andechser Molkerei der größte Bio-Milchverarbeiter im Land. Ihre Joghurts und Milchmixgetränke werden zwischen Chiemsee und Nordsee, ja sogar in Frankreich verkauft. Deshalb laufen die ratternden Abfüllanlagen "toujour durch", wie

* Karl Heinz Ney: Lebensmittelaromen. Hamburg: Behr, 1987.

** S. Vieths, K. Fischer, L.I. Dehne, H. Aulepp, H. Wollenberg, K.W. Bögl: Versteckte Allergene in Lebensmitteln. In: Bundesgesundheitsblatt 2/1994.

Tochter Barbara sagt, die schlanke Chefin, BMW-Fahrerin, mit rosa Twinset und Perlenkette. Alles ist blitzblank, neonbeleuchtet, auch das eigene Labor. Das arbeitet ebenfalls "toujour durch". Neben der Bio-Linie erzeugt die Andechser Molkerei auch herkömmlichen Joghurt, der im Supermarktregal bisweilen direkt neben den Bio-Gläsern plaziert wird. Außerdem produzieren sie Biomilcherzeugnisse für Rewes Hausmarke "Füllhorn" und "Grünes Land" für Metro und Kaufhof. Ganz hinten, im Lager, stapeln sich die riesigen Container für die sogenannten Fruchtzubereitungen, darunter auch jene, die fürs Erdbeerjoghurt verwendet wird: "FZ Erdbeer 906 kg. Steirerobst" steht drauf. Der Container enthält auch jenes Aroma. Denn ohne Aroma gehe das nicht, leider, sagt die junge Frau Scheitz. Wenn man echte Erdbeeren nähme, dann verflöge deren Geschmack schon bald: "Nach zwei Wochen schmeckt es nach nichts mehr."

Daß das Aroma nicht unbedingt von Erdbeeren stammen muß, weiß auch Rudolf Marosits von der Firma Steirerobst, die die Fruchtzubereitungen für die Andechser liefert. Aber ob sein Erdbeeraroma aus Sägespänen hergestellt ist? Schließlich bezieht er es, wie er sagt, auch von solchen Fabriken wie Haarmann & Reimer. "Das kann ich Ihnen nicht sagen, ob das aus Sägespänen ist", sagt Marosits, räumt aber ein: "Das kann sein." Und wenn schon: "Holz ist sicher auch was Natürliches", sagt er, und lacht dazu. Das ist also kein Betrug, wenn auf dem Andechser Bio-Joghurt "natürliches Aroma" draufsteht.

Die Annäherung an die Praktiken in den Food-Fabriken finden die Bio-Fabrikanten nicht unbedingt bedenklich. Bei der Anhörung zum Thema "Einsatz von Aromen in Öko-Lebensmitteln" sprach sich auch der westfälische Biomilchwerksbesitzer Paul Söbbeke für die Verwendung von Aromen aus. Denn bei der Nachahmung der industriellen Erfolgsprodukte mit biologischen Mitteln stehen die Öko-Techniker vor den gleichen Problemen wie ihre Kollegen von Nestlé und Danone. Das fängt schon mit der Neigung des Joghurts zur Verflüssigung an, wie Söbbeke laut Protokoll beklagte: "Ein technisches Problem bei der Joghurtentwicklung ist offensichtlich die Konsistenz." Erst durch einen Stabilisator werde das Erzeugnis angemessen fest, erst durch

die Zugabe von Zucker werde "eine gewisse Süße erzielt", und schließlich könne nur "durch die Zugabe von Aromen die Vorstellung einer
Frucht auf den Fruchtjoghurt übertragen werden."

Diese Vorstellung ist in gewisser Weise auch etwas Schönes, zumindest im Hinblick auf die Bilanz: "Der Absatz hat sich infolge dieser
Entwicklung vervielfacht", konstatierte Bio-Produzent Söbbeke. Ein
Zusammenhang, den auch der Andechser-Lieferant Marosits so sieht:
Bei einem Verzicht auf Aromen bestehe kaum eine Chance, Fruchtjoghurt in ausreichender Menge zu verkaufen, gab er bei jener Anhörung zu Protokoll. "Der Markt schreit danach", glaubt Marosits.

Mitunter ist dieser laute Ruf nach Geschmacksverbesserung verständlich. Tofu zum Beispiel, jenes weißliche Soja-Erzeugnis aus der
Makrobioten-Zone, schmeckt als solches eher neutral. Doch jetzt gibt
es "Ravioli mit Tofu und Gemüsefüllung", und die schmecken nicht
mehr so neutral: Sie enthalten Aromen, ebenso die Tortellini mit einer
sogenannten "Seitan Paté Füllung". Solche Sachen sind, wie die Zeitschrift *Bio-Fach* weiß, "ganz typische Fertiggerichte im Naturkost-
bereich". Und solche Sachen produziert die Firma La Fonte della Vita
aus Italien.

Nun ist die Eßkultur in Italien bekanntlich eine mustergültige. Mit viel
Sorgfalt stellen Restaurants ihre Pasta selbst her, mit viel Liebe werden
Saucen gekocht, mit viel Vergnügen wird eingekauft. Italienisches gilt
auch nüchternen Ernährungsexperten als gesund, und es schmeckt
prima. Am besten schmeckt es in der Gegend um Turin, im Piemont,
wo die Firma La Fonte della Vita ihren Sitz hat. Nirgendwo sonst in
Italien ist die Kulinarik so kultiviert, nirgends sonst ist das feine Essen
so verbreitet, bis ins kleinste Dorf. Es gibt erstklassigen Wein, bestes
Risotto, feine Törtchen und Pasteten. Doch solche Törtchen und
Pasteten gibt es nicht bei der Bio-Firma im Städtchen Trinità, südlich
von Turin. Trinità liegt in einer traumhaften Kulisse: Die Stadt wird,
bei klarem Wetter, umrahmt von einer unwirklich scheinenden Kette
schneebedeckter Berge, den südlichen Ausläufern der Alpen. Von weitem ist die Kirche San Giovanni Evangelista zu sehen. Der Dorfplatz
dort, die Piazza Umberto I, ist frühmorgens schon vollgeparkt mit

verbeulten Fiats und Alfa Romeos, klapprige Lieferwagen holpern über das Kopfsteinpflaster.

La Fonte della Vita, der Bio-Betrieb, expandiert am Ortsrand: Neue Hallen werden gebaut, das Gelände erweitert. Ein Mann namens Sergio Demontis hat die Firma vor 20 Jahren gegründet, aus makrobiotischen Motiven. Heute gehört das Unternehmen zum KI-Konzern, mit 50 Milliarden Lire Jahresumsatz (50 Millionen Mark) nach eigenen Angaben das größte Bio-Unternehmen Italiens.

Der Geschäftsführer bei La Fonte della Vita heißt Michael Sprenger. Er ist Italiener, spricht aber fließend deutsch, denn er ist in Konstanz am Bodensee geboren. Sein Vater war Hotelier und hat beschlossen, nach Italien auszuwandern, als der Junge sieben war. Jetzt trägt Michael Sprenger italienischen Schick: schwarze Jeans, ein grünes Sakko, eine dezent gemustere Missoni-Krawatte.

Signore Sprengers Fabrik erzeugt, unter anderem, ein Produkt, das Seitan heißt. Es entsteht auf der Basis von Weizen und Soja, sieht hernach aber etwa so aus wie ein bayerischer Leberkäs', und schmeckt auch, wiewohl vollvegetarisch, so ähnlich. Das Erzeugnis wird in einer Gemüsebrühe gekocht, sodann luftdicht verschweißt und nach Spanien und Deutschland exportiert. "Vermutlich sind wir der größte Seitan-Hersteller Europas", sagt Michael Sprenger.

Seitan gibt es in traditioneller Form, außerdem mit Ingwer und Kombu-Algen, wahlweise gegrillt und mit Gemüse. Im Angebot ist auch Tofu, wahlweise als Frühlingstofu. Zum Menu kann man dann ein Soja-Reis-Getränk anstelle des Pinot Grigio nehmen und als Dessert eine Soja-Mousse mit Aprikosen oder eine Soja-Mousse mit Waldbeeren, vielleicht auch Haselnuß-Sojapudding oder Vanille-Sojapudding. Ganz neu ist ein Pizza-Belag nach amerikanischem Rezept, plastikverpackt und, natürlich, aromatisiert.

Eine wundersame Welt eröffnet sich da in der Bio-Sphäre. Völlig neue Kreationen werden in den Versuchsküchen und Labors konstruiert, fernab der Traditionen und oft auch der Natur. Das Fabrik-Aroma, die Leitsubstanz der industriellen Nahrungsproduktion, leistet wertvolle Dienste bei der Konstruktion bisher nicht gekannter "Genüsse".

Je früher die Konsumenten damit in Kontakt kommen, desto besser für die Food-Unternehmer: Wenn schon die Kinder mit dem Kunst-Geschmack konfrontiert werden, loben sie später die Dosen und lieben die Tüten. Ans Aroma gewöhnen können sich die Kleinen mit den Gläsern von Hipp. Denn auch der Bio-Pionier und Kindernahrungshersteller Hipp greift schon mal zu den Geschmacks-Helfern.

Eigentlich ist Claus Hipp, der Chef der Firma, sehr für das Natürliche. Er gehörte zu den ersten, die Bio-Erzeugnisse industriell verarbeiteten. Er fordert eine gerechte Bezahlung für die wertvollen landwirtschaftlichen Erzeugnisse: "Die Arbeit der Bauern muß wieder honoriert werden.. Er sprach sich gegen die industrielle Gleichmacherei im Agrarischen und den "Erhalt der Artenvielfalt" aus: "Wir brauchen kein Einheitsobst." Und weil immer mehr Mütter "Bio" für ihre Kleinen wollten, der Anteil der Bio-Befürworterinnen schon zwischen 1989 und 1992 von 45 Prozent auf "sage und schreibe" (Hipp) 92 Prozent gestiegen ist, stellte er sich frühzeitig auf den Trend zum Natürlichen ein: "Deshalb lautet unsere Marketing-Strategie: Feste Bindung des Vorteils Bio an die Marke Hipp", schrieb er in einem Aufsatz zum Thema Bio-Kost.

Dabei ist, wo Hipp draufsteht, nicht immer Bio drin. Das "Hipp Märchen-Land Kindermenü Dornröschen Schinkennudeln" beispielsweise enthält keinerlei Bio-Zutat, wohl aber reichlich Zucker und "natürliche Aromen". Es enthält pappige Nudeln, vollkommen tomatendurchsoßt, dazu einige gummiartige Schinkenstückchen. Auch das Gläschen namens "Hipp Märchen-Land Kindermenü Schneewittchen Kinder-Spaghetti in Sauce Bolognese" enthält Zucker und "natürliche Aromen". Es schmeckt denn auch pappsüß, die Spaghetti sind durchweicht und nur bei genauem Hinsehen von den Karottenstückchen zu unterscheiden. Derlei Kost erinnert an Dosenmahlzeiten auf dem Campingplatz oder Aldi-Ware aus ärmlichen Studentenzeiten.

Der Billigst-Drogist Schlecker empfiehlt so etwas sehr. "Woran kann man erkennen, was gesund ist und nicht nur süß und verführerisch?" fragt das Hausblatt *Schlecker-Revue*. Das "Kindersortiment ab eineinhalb Jahren" gebe "den Eltern Sicherheit bei der Ernährung" unter dem Motto "Gesundes mit Freude essen". Denn: "Mit Kindermenüs bieten Sie Ihrem Baby eine kindgerechte komplette Mahlzeit mit gesunden Fleisch- und Gemüsestückchen zum Kauen."

Die Fachleute sind da anderer Ansicht. Das Forschungsinstitut für Kinderernährung in Dortmund etwa kam nach einer Überprüfung von 37 Kinder-Menüs, unter anderem aus dem Hause Alete und Hipp, zu der Überzeugung, daß die Fertigkost für die Kleinen auf gar keinen Fall zur Regel werden sollte: Die Fabrikerzeugnisse enthielten zu wenig Nährstoffe, als daß ein Kind damit auf Dauer ausreichend versorgt werden könnte. Wer daher häufiger auf solche Glas-Menus zurückgreifen wolle, müsse Gesundes noch dazu servieren, damit der Nachwuchs keinen Mangel leide: "Würde ein Kleinkind seine warme Mahlzeit überwiegend in Form der angebotenen Kleinkindermenüs erhalten, müßte die Lebensmittelauswahl der anderen Mahlzeiten gut geplant werden, um eine empfehlungsgerechte Tageszufuhr von Energie und Nährstoffen zu gewährleisten."

Die Ernährungsexpertin Mathilde Kersting vom Dortmunder Institut rät daher zum Selberkochen: "Frisch gekochte Kartoffeln sind Fertigprodukten vorzuziehen. Püree sollte deshalb aus Kartoffeln selbst zubereitet werden."

Nun geht indessen, just im Bio-Sektor, der Trend zu den Flocken. Berühmt in der Branche ist das Püree "locker & flockig" aus dem Hause Bruno Fischer. Nach Erkenntnissen des Magazins *Öko-Test* macht Fischer mit dem biologischen Pfanni-Ersatz schon ein Drittel seines Umsatzes im Fertigkost-Sektor. Das Erzeugnis aus "kontrolliert ökologischen Kartoffeln" richtet sich, nach der Packung zu urteilen, an ein internationales Publikum. Produzent Fischer verkündet da in allerlei fremden Zungen, wie simpel das Püree zu bereiten ist: "Na een minuut de puree flink kloppen met een garde of mixer. Klaar."

Insgeheim plagen Bruno Fischer offenbar Gewissensbisse. Er entschuldigt sich auf der pink-gelben Packung für die leider nötigen Materialien: "Dieses Produkt ist sehr sauerstoffempfindlich. Um die

Qualität zu erhalten, ist ein Innenbeutel als Aluminium notwendig." Immerhin bestehe die "Faltschachtel aus 80 Prozent Altpapier".

Für den Geschmack des Erzeugnisses, dem serienmäßig Salz und Gewürze beigemengt sind, entschuldigt Bruno Fischer nicht. Die blasse Pampe, die nach vorschriftsmäßiger Behandlung des Pulvers entsteht, riecht weitgehend kartoffelfremd, und es schmeckt wie ein Püree-Ersatz mit dominanter Mondamin-Note. Die mühevoll angebauten Bio-Kartoffeln müßten, wenn sie könnten, schreien, wenn sie sich in Gestalt dieses Päckchenprodukts pulverisiert wiederfinden. Für feinschmeckerische Zungen sind derlei Bio-Waren eine Beleidigung, und fürs Portemonnaie eine ungerechtfertigte Belastung: Denn für den Preis von Bruno Fischers Pulverpüree, immerhin 3,99 Mark, könnte man im Bio-Laden einen ganzen Beutel bester Kartoffeln bekommen, mehlig, ideal fürs Püree.

Aber die Kundschaft nimmt derlei Erzeugnisse offenbar klaglos an. Sie verfügt mutmaßlich über Hornhaut auf der Zunge und erträgt deshalb auch eine "Dunkle Feinkostsoße" aus dem Hause "Erntesegen". Das Produkt von blaßbraun-breiiger Optik, schmeckt wie Omas mißratene Mehlschwitze und kostet stolze 1,49 Mark. Das Erzeugnis wurde, laut Packungsaufdruck, "ohne Zusatz von Geschmacksverstärkern" hergestellt. Ohne die Beigabe von "natürl. Aroma" kam der Chefkonstrukteur von Erntesegen aber nicht aus.

Aroma allerorten und nirgends guter Geschmack: Die "Gourmet-Suppe" von byodo enthält die Geschmacks-Stütze aus dem Labor ebenso wie die "Klare Gemüsebrühe" aus dem Hause "Grünes Land". Und auch die Firma Neumarkter Lammsbräu braucht "natürliches Aroma", um dem neuen "Honey Saps Cola" den charakteristischen Geschmack nach dem Vorbild des braunen US-Kultgetränks zu verleihen; aber das Zeug ist "garantiert ökologisch", laut Label, und schmeckt fast besser als das echte.

Indessen wächst die Kritik an der Industrialisierung des Natürlichen. "Zwischen der biologischen Nahrungsproduktion und dem fertigen Produkt in der Kühltheke liegen alle Schandtaten der Lebensmittelindustrie", warnt etwa Klaus Wagener, Geschäftsführer des Bundesverbandes Naturkost Naturwaren: "Eine Bio-Suppe aus der Dose ist keine Naturkost mehr." Und das Magazin *Öko-Test* meint: "Wenn es um Fruchtgeschmack geht, sind einige Bio-Produzenten kaum von Nestlé und Co zu unterscheiden."

Der österreichische Bio-Verband "Ernte für das Leben" beispielsweise hat sich im Umgang mit den Lebensmittelkonzernen und Supermarktketten für eine pragmatische Lösung entschieden, ideologiefrei, profitorientiert.

"Ernte für das Leben" ist der Bio-Pionier in der Alpenrepublik. Während den deutschen Bruderverbänden Bioland und Demeter noch ein bißchen das Teesockenimage der frühen Jahre anhängt, haben sich die Öko-Bauern zwischen Wien und dem Bodensee für mutige Modernisierung entschieden.

Das ist bisweilen schon von weitem zu sehen, wie bei jenem Avantgarde-Bio-Hof in der Nähe von Bregenz, der einen Architekturpreis bekommen hat: ein unübersehbar riesiger Quader im Rheintal, mit einer Fassade aus 100 Prozent Holz – und einem überraschenden Innenleben.

Wenn der Besitzer, der Bio-Bauer Hubert Vetter Besuch bekommt, und der Besuch kommt herein zur Tür, dann sieht er als erstes – Kühe. Denn auch wer den Wohntrakt betritt, blickt zuerst in den Stall, dank architektonisch geschickt angelegter, gläserner Durchblicke. "Bei Eintritt Kuh", das ist gewollt, sagt Roland Gnaiger, der Architekt. Ein sanfter Mann, ein Mittvierziger mit leicht angegrautem Künstlerschopf, der sich über ein Jahr lang mit den Bedürfnissen des Biobauern beschäftigte, bevor er sich ans Planen machte. Ihm kam es darauf an, daß der Bauer, der ja das Wertvollste erzeugt, was wir haben, die Lebensmittel, auch architektonisch ein entsprechendes Selbstbewußtsein präsentiert. Deshalb kam es ihm darauf an, die Kühe und den Stall "gerade nicht zu verbergen".

Das fand internationale Beachtung: 1996 bekam Gnaiger für den "Vetterhof" den Bauherrenpreis der Zentralvereinigung der Architekten Österreichs. Im Januar 1997 berichtete die europaweit führende italienische Architekturzeitschrift *Domus* über das Werk in Vorarlberg: Der Vetterhof sei ein "Prototyp" für modernes ökologisches Bauen.

Neuzeit und Natürlichkeit sind hier in einer glücklichen Symbiose vereint: Bauer Vetter steuert seinen Betrieb, vom Traktor aus, mit Handy, die Wände im Haus sind aus Lehm, im Keller regeln zwei Computer das Zusammenwirken von vollautomatischer Holzheizung, Solaranlage, Regenwassersammelbecken und Pumpanlage. Und selbstverständlich gibt es, eine Forderung der nachwachsenden Vetter-Generation, eine Satellitenschüssel auf dem Dach und sieben Fernsehanschlüsse im Haus. Sohn Raphael besaß schon als Drei-jähriger einen Tischsynthesizer Marke Casio SA 38, der einen disco-reifen Techno-Rhythmus durch die Räume hallen läßt, während die Mutter und die Tante in der Küche nebenan ein Bio-Buffet für eine Feier der örtlichen Filiale des österreichischen Fernsehens ORF zu-sammenstellen: Dinkelbaguette mit Vorarlberger Bauernschinken, Quarktaschen in bio-brauner Vollkornoptik mit Zwiebel-Speck-Füllung.

Doch nicht alles aus dem Verband "Ernte für das Leben" kommt so wohlschmeckend und hausgemacht daher: Bio geht auch an Ab-nehmer aus der Industrie. "Wir arbeiten mit den größten der Branche zusammen", sagt Herbert Allersdorfer, Geschäftsführer der "Ernte"-Zentrale. Bauer Vetters Kollegen beliefern den Tiefkühler Iglu, den Kindsernährer Hipp, den Branchen-Primus Nestlé. "Bei uns sind die Berührungsängste geschwunden", sagt Bio-Manager Allersdorfer.

Das ist schön für die Tüten-Köche: So kann Maggi jetzt ein ganzes Sortiment mit Bio-Tütensuppen anbieten: Die "Extra Feine Bio-Ge-müsecreme Suppe" etwa. Die enthält zwar auch einige der unent-behrlichen industriellen Zusatzstoffe, im Kleingedruckten ausgewie-sen, aber vorne vor allem das begehrte Bio-Etikett. Solche Bio-Mix-turen stoßen indessen nicht überall auf blanke Begeisterung.

Der deutsche Bioland Bundesverband etwa klagt in einem Merkblatt über Zusatzstoffe: "Die Qualität des landwirtschaftlichen Ausgangs-produktes wird immer unwichtiger, denn fehlende Eigenschaften können relativ einfach mit chemischen Mitteln ersetzt werden." Der

Bio-Verband warnt: "Insbesondere für die wachsende Zahl von Allergikern stellen Zusatzstoffe eine potentielle Gefahr dar." Manche Ingredienzen trügen überdies "sogar zur Verbrauchertäuschung bei, wenn etwa durch chemisch-synthetisch erzeugte Zusatzstoffe eine natürliche Farbe oder ein natürlicher Geschmack vorgetäuscht wird."

Der Verband der Naturkostläden hat jedenfalls vorgeschrieben, daß in seinen Mitgliedsläden ein "Komplettangebot" vorhanden sein soll, das es auch den verbliebenen Vollwert-Fans ermöglicht, sich zu versorgen. Ein vernünftiges Projekt. Denn die Strategie, sich just die Faulen und Unfähigen als Zielgruppe auszusuchen, und für sie in Fabriken die Natur zu verhunzen, scheint gerade für die Erzeuger teurer Bio-Produkte nicht unbedingt ratsam. Für sie gäbe es andere Zielgruppen: jene, die sich um gutes, genüßliches Essen bemühen.

Diese Klientel peilen viele Winzer an, weil ihre Erzeugnisse fürs genüßliche Leben gewissermaßen unverzichtbar sind. Und viele Winzer wenden biologische Methoden an, weil sie einfach besser sind, für den Wein – und auch für sie selber. Einer von jenen, die die Giftspritze irgendwann in die Ecke stellte, ist der Nebenerwerbs-Weinbauer Edy Geiger aus Buechberg im schweizerischen Kanton St. Gallen. Der ging vor der biologischen Wende regelmäßig samstags in die Reben, wie ein Reporter der *Neuen Zürcher Zeitung* ermittelte, und hatte dann sonntags oft merkwürdige Erlebnisse: "Als er mit dem Winzern begann, spritzte er seine Reben noch wie die anderen. Am Sonntag hatte er dann jeweils das Gefühl, das Spritzmittel gehe nicht von ihm weg. Der Sonntagsbraten schmeckte ihm nicht mehr. Zu jener Zeit starb ein Weinbauer, den er gut gekannt hatte, an Krebs, und Geiger fragte sich, ob da wohl ein Zusammenhang bestehe mit den Spritzmitteln." Der Hobby-Winzer wollte nicht warten, bis Wissenschaftler diesen Zusammenhang zweifelsfrei nachgewiesen hatten, sondern stellte einfach auf chemiefrei um. Mit bestem Erfolg, wie der Besucher von der NZZ befand: Geiger präsentierte einen "vorzüglichen Wein", der sogar "die St. Galler Weinszene in Erstaunen" versetzte.

Den natürlichen Gang der Dinge bevorzugt auch im nahen Elsaß der Winzer Jean-Claude Beck: Er läßt seine Trauben so lange gären, wie sie von Natur aus möchten. Das kann schon mal ein halbes Jahr dauern. Becks Flaschen zieren Etiketten mit Zeichnungen des berühmten Elsässers Tomi Ungerer, aber keine Bio-Siegel: Er will kein Bio-Winzer sein, sondern einfach guten Wein machen. "Die besten Tropfen verraten ihr Geheimnis nicht auf der Etikette", meinte die Zürcher *Weltwoche.*

Die feinen Weine des piemontesischen Gutes Punset können, je nach Wunsch des Kunden, mit Öko-Aufkleber erworben werden oder ohne. Das Weingut, vom italienischen Verband Ecocert anerkannt, liefert seinen ausgezeichneten Chardonnay vor allem an deutsche Händler mit Bio-Etikett, in Italien ohne: "Hier wäre das ein Verkaufshindernis", sagt die Winzerin Marina Marcarino, "das macht keinen guten Eindruck in Italien."

Auch andere Kollegen, die den Rückweg zur Natur beschreiten, vezichten auf ein Bio-Label. Der berühmte Rhone-Winzer Michel Chapoutier erzeugt beispielsweise Naturweine erstklassiger Güte, für erstklassigen Preis: Sein berühmter Ermitage Le Pavillon beispielsweise ist ab 100 Mark zu haben. Die noch berühmtere burgundische Domaine de la Romanée Conti ist ebenfalls auf Bio eingeschwenkt. Deren Spitzenerzeugnisse sind kaum unter 400 Mark pro Flasche erhältlich. Die besten Weine der burgundischen Domaine Leflaive, konsequent nach Demeter-Methode erzeugt, kosten über 600 Mark.

Solche Erzeugnisse aus dem Bio-Keller erhalten bisweilen schwärmerisches Lob aus der Fachwelt. Der 1990er Clos de la Roche von der berühmten Domaine Leroy bekam vom amerikanischen Weinpapst Robert Parker jr. die Höchstnote von 100 Punkten und eine hymnische Besprechung: "Der 1990er Clos de la Roche bietet ein Smörgasbord von Aromen, die von neuem Sattelleder über dunkle Pflaumen, schwarze Himbeeren, Mineralien und geräuchertes Entenfleisch reichen". Und, fast ein Wunder der Physik: "Von seiner Art her wirkt der Wein, als bisse man in ein Stück Konfekt."

Solche vinophilen Wunder sind leider nicht allein durch Giftverzicht im Weinberg zu erreichen, es muß die Kunstfertigkeit des Kellermeisters noch hinzukommen. "Es wäre schön, wenn die Gleichung gälte, je umweltschonender der Anbau, desto besser der Wein. Doch so ist die Welt leider nicht", notierte ein Weinprüfer des Hamburger Intelligenzblattes *Die Zeit*.

Die erstaunlichen Erzeugnisse der biologischen Produzenten bedürfen eben auch noch der kultivierten Weiterbehandlung, im Keller, im Falle des Weines, oder in der Küche, im Falle von Kartoffeln, Karotten oder Quark.

Wenn am Herd indessen liebevolle Mühe waltet, dann kann die Qualität des Dargebotenen sogar das häusliche Glück befördern. Die Voraussetzungen dafür sind, wie eine Befragung ergab, gegeben: 60 Prozent der Frauen, so die Iglo-Forum-Studie 95, schätzen sich immer noch als gute oder sehr gute Köchinnen ein. Immerhin 30 Prozent aller Männer sehen sich als durchschnittliche oder gar bessere Köche, und vier Prozent der Herren finden sich sogar sehr gut am Herd. Und wenn die sich schön bemühen, dann fördert das den Familienfrieden, so ergab die Iglo-Studie ebenfalls: Je besser gekocht wird, desto weniger wird bei Tisch gemeckert.

9.

Wollige Teige

Bio-Bluff in der Bäckerei

Beim Bäcker Lang ist "alles Natur" – bis auf ein paar Ausnahmen /
Auf nach Polen, Brötchen holen / Weshalb Bäcker auf ihr eigenes Brot
manchmal allergisch reagieren / Die ganz persönliche Betreuung des
Teiges / Tiefgekühltes für das Backen an der Front / Auch Öko-Bäcker
lieben Maschinen

Kühl ist es hier, und es riecht muffig. Zwischen riesigen Regalen
kurven Gabelstapler herum. Eigentlich ist dies nur ein gewöhnliches
Lagerhaus mit Bergen von Säcken. Für viele der 8.000 süddeutschen
Bäcker hingegen ist die Halle der Quell ihrer Kreativität: Das Zentral-
lager der Bäko-Genossenschaft ist die Heimstatt von allerlei Pulvern,
Körnchen und Mixturen.

Dank der Mittelchen zaubern die Bäcker die knusprigen Sachen im
Handumdrehen. Einige Mixturen scheinen sogar öko, oder zumindest
irgendwie urwüchsig, natürlich, vollwertig: der Sack mit "Dinkelvoll-
kornfix" fürs fix gebackene Bio-Brot oder die Mischung für die urigen
Brötchen Marke "Rustikal" von Boehringer Ingelheim. Wenn die Pülverchen aus den Säcken im Bäko-Lager sich allerdings später beim
Bäcker in Brot verwandelt haben, dann tut sich der Käufer schwer,
wenn er wissen will, was daran wirklich bio ist. Denn die Bäcker
müssen keine Auskunft geben über die Herkunft ihrer Zutaten. Es
gibt auch, merkwürdigerweise, kein Gesetz in der Bundesrepublik
Deutschland, das festlegt, was ein Brot ist, was hineingebacken wer-

den darf und was nicht. Wer seinen Bäcker fragt, was er denn so nimmt an Zutaten fürs Sesambrötchen, der muß ihm einfach glauben. Die Bäcker legen, glaubt man ihren Beteuerungen, sehr viel Wert auf Natürlichkeit. Immerhin produzieren sie eines der wichtigsten Grundnahrungsmittel. Wie natürlich Brot und Brötchen sind, das ist das Geheimnis des Bäckers. "Alles Natur" verkündet ein hübsches Trachtenmädchen im Auftrag des Großbäckers Lang auf Plakatwänden in Stuttgart. Die Maid lacht herzig, sie hält ein knuspriges Brot in der Hand. Das Brot sei ganz natürlich, sagt Max Lang, der Chef der Kette mit 78 Filialen und Franchise-Nehmern (Slogan: "Zum Bäcker Lang lohnt jeder Gang"). Doch obacht: Das ist nicht so zu verstehen, daß nun alles "öko" sei beim Bäcker Lang. Zwar verwende er für einige Backwaren Öko-Mehl von Demeter, doch längst nicht für alles. Mit dem Reklamespruch wolle er nur sagen, daß er "die Grundstoffe der Natur" nimmt: Mehl, Wasser, Hefe, Salz und Sauerteig, sagt Bäcker Lang. Die berüchtigten Backmittel, chemische Hilfen, die verwende er, sagt Bäcker Lang, grundsätzlich nicht. Nur im Ausnahmefall, also bei Tafelbrötchen, Mohnbrötchen, Sesambrötchen, Fitneßbrötchen, Laugenbrezeln, Laugenbrötchen zum Beispiel. Das Plakat mit dem netten Mädchen und dem knackigen Spruch "Alles Natur" findet Max Lang gleichwohl "absolut korrekt". Schließlich habe das Mädchen ja unübersehbar ein Brot in der Hand, und keine Tafelbrötchen, Mohnbrötchen, Sesambrötchen ...

Beim täglichen Brot zeigt sich der Konflikt zwischen Natursehnsucht und dem unaufhaltsamen Trend zur Industrialisierung am deutlichsten. Das tägliche Brot ist immer noch das Nahrungsmittel, von dem die Bürger am meisten essen: über 84 Kilo verzehren die Deutschen alljährlich inklusive Brötchen. Doch vom Bäcker kommt das immer seltener. Denn der echte Bäcker ist vom Aussterben bedroht. Immer mehr Großbetriebe, immer mehr Backfabriken, immer mehr Filialkonzerne produzieren und vertreiben das Backwerk.

So konnte sich, überraschenderweise, bis 1997 ein eigentlich Branchenfremder mit der Ehre schmücken, der größte Bäcker Deutschlands zu sein: der Mineralölkonzern Esso mit seinen 500 Back-Shops.

Doch dann holte ein expandierender Backwerk-Konzern namens Kamps auf, eine Aktiengesellschaft mit mehr als 600 Geschäften, 1.100 Mitarbeitern und über 400 Millionen Mark Umsatz 1997. Zu dem Back-Imperium gehören die Kette "Nur Hier" in Hamburg und Umgebung, die Stefansbäck-Betriebe in Nürnberg und Stuttgart und der Lecker Bäcker in Kassel. Die Kamps AG ihrerseits gehört verschiedenen Investoren, einem Beteiligungsfonds, einer Tochterfirma des Düsseldorfer Bankhauses Lampe und einer Firma namens Apax, die auch an den Fisch-Filialen von "Nordsee" beteiligt ist.

Das Back-Business habe "viele Merkmale, die diesen Bereich für einen Finanzinvestor attraktiv macht", sagte Michael Phillips, Partner bei Apax Partners & Co, im Februar 1998 gegenüber der *Lebensmittelzeitung*. Die Gefahr eines Umsatzeinbruchs sei "unerheblich, da Brot zu den Grundnahrungsmitteln gehört", ausländische Konkurrenz aus Billiglohnländern sei nicht zu befürchten und eine "Asienkrise" ebenfalls nicht.

Der Trend zum Fabrikmäßigen hat zur Folge, daß für die Herstellung des Erzeugnisses und die Rohstoffe immer weniger Geld aufgewendet wird. Nach Angaben des Verbandes der Großbäckereien schlagen vor allem die Vertriebskosten zu Buche, die Transportkosten, die Mieten für die Filialen und die Personalkosten. Allerhöchstens 20 Prozent müßten für den Einkauf von Rohstoffen aufgewendet werden. Beim Bauern schließlich, so hat der Deutsche Bauernverband ausgerechnet, kommen von jeder Mark, die der Kunde beim Bäcker läßt, nur vier Pfennige an.

Einen immer wichtigeren Anteil nehmen die verschiedenen Zutaten aus dem Labor ein: chemisch, synthetisch oder auch biotechnologisch hergestellte Zutaten, die das industrielle Backen erleichtern und dabei aber das Erzeugnis wie ein Brötchen erscheinen lassen sollen. Ohne die, sagt Bäcker Lang, sei ein Laugenbrötchen heute gar nicht mehr herzustellen. Die Folge: Von jenen über 84 Kilo Backwaren, die der Bundesbürger pro Kopf im Jahr zu sich nimmt, sind mittlerweile zwei Kilogramm Backmittel.

Diese praktischen Zutaten kommen von Lieferanten wie dem Pharma-Riesen Hoffmann-La Roche oder den Gentechnik-Pionieren Novo Nordisk, Gist-brocades oder Monsanto. Sie schaffen die geheimnisvollen Grundlagen für jenen Fabrikationsprozeß, der immer noch ein bißchen handwerklich erscheinen soll. Sie ermöglichen, daß jenes Industrieprodukt, das am Ende appetitlich knusprend verzehrt wird, doch noch an das ursprüngliche, echte, handgemachte Backwerk erinnert.

Boehringer Ingelheim beispielsweise liefert einen Zutaten-Mix, der dafür sorgt, daß die zukunftsträchtigen Tiefkühl-Backwaren leicht zu verarbeiten sind und stets das gleiche Backergebnis liefern: "Multiback Frost" heißt das praktische Hilfsmittel, das laut Firmenprospekt für "hervorragende Teigeigenschaften, zuverlässige Gärstabilität, sicheres Ausbundverhalten" sorgt. Das im Bäcker-Jargon "Ausbund" genannte Aufbrechen der Backware führt bei Brezeln etwa zu jener hellen Stelle, an der der Teig aufscheint. Vor allem wegen ihr ist, glaubt man Fabrikbäckern wie Max Lang, der Einsatz von Zutaten aus der Chemiefabrik erforderlich. Boehringer nimmt für dieses "Multiback Frost"-Mittel laut Zutatenliste folgendes: Stabilisatoren (Phosphat, Guarkernmehl), Zucker, Sojamehl, Weizenmehl, Emulgator verestertes Mono- und Diglycerid, Enzyme, Mehlbehandlungsmittel (Ascorbinsäure, L-Cystein).

Solche Mixturen hat Boehringer auch, in anderer Zusammensetzung, für andere Back-Zwecke bereit. Die Mischung "NutraVital" beispielsweise dient als "Basisprodukt für Vollkornbackwaren": ein Baukastenerzeugnis gewissermaßen, das je nach gewünschtem Endprodukt noch mit anderen Boehringer-Erzeugnissen vermischt werden muß. Sollen es Vollkorn-Croissants werden, nehme man ein bißchen "Croissantfix" dazu, werden Vollkornbrötchen gewünscht, rühre man "Olympial plus" hinein. Die Fabrikation wird durch Boehringer enorm erleichtert: "Brotstabil" sorgt für lange Frische und aufgeblähte Optik, "Gärcontroller" reguliert die Entstehung von Tiefkühl-Teiglingen, "Sauer-Controller" das Sauerteigbrot.

Mittlerweile wurde die Back-Tochter von Boehringer, wie mancher kleine Filialist, an einen anderen Konzern verkauft. Im Februar 1998 übernahm ein holländischer Zusatzstoff-Konzern Boehringers Back-Sparte: die CMS-Gruppe. Sie heißt, ausführlich, Centrale Suiker Maatschappij und setzte vor dem Boehringer-Erwerb mit Zucker, Backmitteln, Süßwaren und Milchsäure 3,2 Milliarden Mark um.

Die Kundschaft ist von den Hilfsmitteln aus solchen Konzernen nicht immer begeistert. Zwar nehmen, wie die Großbäckereien stolz vermelden, die Konsumenten das industrielle Backwerk in zunehmender Zahl an. Der Großstadtbewohner hat angesichts der zahlreichen Filialen in der City auch kaum eine Chance, den Investment-Bäckern zu entkommen. Und auch um die fragwürdigen Backzutaten kommt man kaum herum: Nach Einschätzung des Bundesgesundheitsministeriums gibt es in ganz Deutschland kaum noch einen Bäcker, der bei den Brötchen ohne Backmittel arbeitet.

So müssen die Freunde echten Gebäcks mitunter außer Landes gehen: In Frankfurt an der Oder überwanden die Grenzbewohner in ihrer Lust auf echtes Gebäck sogar die Abneigung gegen die polnischen Nachbarn und fielen schwarenweise zum Brötchenkauf im gegenüberliegenden Grenzort ein, wie das *Die Zeit* im Juli 1996 berichtete. Gegenüber dem *Zeit*-Reporter schwärmten die Frankfurter über das Gebäck von drüben: "Bei den polnischen Brötchen hat man nicht nur Luft im Mund. Die schmecken wie früher." Den deutschen Back-Profis gefiel die Konkurrenz überhaupt nicht, wie die *Zeit* beobachtete: "Die Frankfurter Bäcker liefen Sturm", die Handwerkskammer reagierte gar "mit unverhohlener Polenfeindlichkeit".

Daß die umstrittenen Backzusätze in Deutschland an Beliebtheit gewannen, ist unter anderem Sympathieträgern wie der Schwimm-Nixe Franziska van Almsick zu vedanken. Sie warb für ein sogenanntes Jogging-Brot. Der Auftraggeber, der dafür die Backmittel herstellt, freute sich offenbar sehr über den Reklame-Coup mit Franzi, wie deren Manager Werner Köster in einem Zeitungs-Interview im Sommer 1996 stolz verkündete: "Beim Joggingbrot ist der Umsatz angesprungen, obwohl es das schon zehn Jahre gibt."

Die Zahlen belegen die Tendenz: Der Absatz von Fertigmischungen, bei denen das Mehl schon enthalten ist, stieg bei Brötchen von 656.000 Tonnen im Jahre 1992 auf 1.322.000 Tonnen im Jahr 1996. Bei Brot-Mischungen vervierfachte sich der Absatz gar in wenigen Jahren von 969.000 Tonnen im Jahre 1992 auf 4.298.000 Tonnen im Jahre 1996. Auch die reinen Backmittel gingen weg wie warme Semmeln: 1980 wurden in Deutschland 62.000 Tonnen verkauft, 1994 waren es 168.000 Tonnen, 1996 schon 230.000 Tonnen. Die neueren Zahlen sind allerdings mit den älteren nicht exakt zu vergleichen. Denn nach 1994 wurde die Statistik umgestellt, jetzt sind auch Konfitüren und Kuvertüren mit drin. Der genaue Anteil der Chemikalien ist deshalb, so das Backmittelinstitut, statistisch leider nicht mehr festzustellen.

Die Bäcker versuchten, als die Kritik daran zunahm, mit einer Werbekampagne ihre wundersamen Mischungen als Segen der Natur zu verkaufen. 1995 veröffentlichten sie das "ABC der Zutaten", in dem zum Beispiel eine Substanz mit der chemischen Bezeichnung Calciumcarbonat rehabilitiert werden sollte. Dieser Stoff, verkündeten die Bäcker, sei "in der Natur weit verbreitet, z.B. als Marmor". Das von den Bäckern als Anti-Klumpmittel verwendete weiße Pulver habe also mit Chemie nichts zu tun, es werde "aus natürlichem Kalkstein gewonnen".

Fragt sich der Laie nur, was das Stein-Zeug im Brot zu suchen hat. Unabhängige Fachleute versichern, das Mittel mit dem chemischen Kürzel $CaCO_3$ sei in einem handwerklich gekneteten Teig gar nicht nötig: Es diene lediglich der maschinellen Erzeugung.

Es ist leider nicht leicht mit der Natur in der Backstube. Manche Zutaten in der Industrie-Bäckerei sind total natürlich, aber dennoch ein bißchen eklig, wie zum Beispiel das vor einigen Jahren in Verruf geratene Cystein. Das sei, schwärmen die Autoren des Backzutaten-Breviers, "ein ganz natürlicher Stoff", der "in relativ hohen Konzentrationen im menschlichen Körper" vorkomme, "zum Beispiel in den Haaren, in den Finger- und Fußnägeln und im Blut". Doch was hat so etwas im Brot zu suchen? Es bläst das Brötchen auf, erklären Fachleute, und versichern, daß der ehedem aus Menschenhaaren gewonnene Natur-Zusatz fürs Frühstücksbrötchen nach Protesten mittlerweile synthetisch gewonnen wird. So sind die Fortschritts-skeptiker unter den Kunden irgendwie selbst schuld, wenn dann doch wieder Chemie in den Teig kommt.

Allerdings tun sich viele Bäcker auch selbst keinen Gefallen, wenn sie die vielen Mittelchen und Pülverchen verwenden, die vor allem dazu dienen, den Maschinen die Arbeit zu erleichtern. Die sogenannten Enzyme beispielsweise, die neuen Helfer mit Vielfachbegabung. Sie kommen auch in der Natur vor, im menschlichen Magen beispielsweise, wo sie beim Verdauen der Speisen mitwirken. Sie können Zellwände niederreißen, Stoffe abbauen, sogar den Schmutz aus dem T-Shirt lösen, weswegen sie in Waschmitteln häufig Verwendung finden. Sie sind aber auch bei der Saftherstellung im Einsatz, denn sie können Orangen verflüssigen, außerdem Früchte zu Marmelade vermatschen. Die industriellen Enzyme werden häufig mit Hilfe von Schimmel-pilzen gewonnen, die neuerdings immer öfter mit Gentechnik auf Höchstleistung getrimmt werden.*

Beim Backwerk haben die Enzyme eine Fülle von Aufgaben. Die soge-nannten Proteinasen beispielsweise verbessern die "Porung" und die Bruchfestigkeit der Kruste. Die Alpha-Amylase macht die Brotkrume elastischer, verbessert Farbe und Aroma der Maschinen-Erzeugnisse und erhöht zudem das Volumen: das Backwerk wird schön luftig und erscheint größer.

1993 fanden Wissenschaftler vom Berufsgenossenschaftlichen For-schungsinstitut für Arbeitsmedizin an der Ruhr-Universität Bochum heraus, daß Bäcker aus Bochum, Dortmund, Essen und anderen Ruhr-Orten, die vermeintlich an einer Mehlallergie litten, mitunter gar nicht aufs Mehl allergisch reagierten, sondern auf ein Enzym, die Alpha-Amylase, das von der dänischen Firma Novo Nordisk aus dem Schimmelpilz Aspergillus Oryzae gewonnen wird. In der Zeitschrift *Allergologie* konstatierten die Wissenschaftler, daß das Enzym "Alpha-Amylase selbst das Haupt-Allergen ist". Diese Erkenntnis war von

* Bernhard Epping: Geheime Rezepte. Wie die Gentechnik unser Essen verändert. Stutt-gart: Hirzel Verlag, 1997

großer Bedeutung für die gesamte Branche. Denn die untersuchten 89 Bäcker seien, so die Studie, "repräsentativ für diesen Berufszweig". Für Bäcker war diese Erkenntnis alarmierend. Denn tatsächlich verlief die Zunahme der Allergien, vor allem des Bäcker-Asthmas, parallel zu den Erfolgskurven der Backmittel, die häufig Enzyme enthalten. 1993 mußte die Berufsgenossenschaft schon 100 Millionen Mark aufwenden. Mittlerweile gingen die Fälle wieder etwas zurück, dank verbesserter Schutzmaßnahmen und neuen, verkapselten Enzymen. Doch auch für die Kundschaft kann, wie neueste Ergebnisse zeigen, das enzymbelastete Brot noch unangenehme Folgen haben. Zwar war bislang angenommen worden, daß die Allergie-Aktivität in den Enzymen durch das Backen vernichtet würde. Doch wundersamerweise stießen die Forscher auf eine Bäckerin, bei der auch das Enzym-Brot noch unangenehme Folgen hatte. Sie reagierte üblicherweise auf Weizenmehl, Roggenmehl und das Enzym Alpha-Amylase mit heuschnupfenartigen Beschwerden, teilweise sogar Hautquaddeln. Brot allerdings machte ihr nichts aus – sofern es ohne Enzyme hergestellt worden war. Nach dem "Genuß von 120 Gramm Kastenbrot, das ohne Enzymzusatz hergestellt wurde", zeigte sie jedenfalls "keine Auffälligkeit", wie das Fachblatt *Getreide Mehl und Brot* 1995 berichtete. Das Mehl war für sie also, verbacken, keine Risikoquelle. Nachdem sie indessen zu Versuchszwecken 120 Gramm Kastenbrot mit Alpha-Amylase bekam (in einer Dosis von 10 Gramm auf 100 Kilo Mehl), zeigte sie sofort wieder ihre allergischen Symptome. Das, so das Fachorgan *Getreide Mehl und Brot*, deutete zumindest auf eine "Rest-Allergenwirkung der Amylase im Brot" hin. Eine andere Studie hatte ähnliches ergeben: Die Mediziner Martin Schata und Wolfgang Jorde aus Mönchengladbach untersuchten 58 Personen, die auf Alpha-Amylase allergisch reagierten. Echtes, nach alter Väter Sitte hergestelltes Backwerk bekam ihnen zumeist gut, nur fünf bekamen auch davon ihre Beschwerden. 47 der 58 Amylase-Allergiker gesundeten bei einer brotlosen Diät. Als ihnen allerdings wieder Brot mit Backmitteln vorgesetzt wurde, reagierten die meisten von ihnen wieder mit den üblichen Leiden. "Die Alpha-Amylase in Backmitteln ist somit auch im

Endprodukt für entsprechend sensibilisierte Personen ein potentielles Allergen". Die Backmittel-Industrie hingegen bestreitet diesen Zusammenhang.

Und auch andere Fachleute aus der Branche treten regelmäßig solchen Veröffentlichungen entgegen. Als das Fernsehmagazin "Monitor" 1992 über die neuen Allergien berichtete, die durch die Verwendung von Hilfsmitteln wie den Enzymen entstehen, verkündete der Leiter der Detmolder Bundesanstalt für Getreideforschung: "Selbst bei allergieempfindlichen Menschen ist bisher durch den Verzehr von Weizengebäck keinerlei Allergie" durch solche Enzyme aufgetreten. Der Getreidetechnologe Manfred Kuhn von der Universität Hohenheim machte gar auf schreckliche Konsequenzen aufmerksam, die beim Verzicht auf die Enzyme entstünden: "Wenn man solche Zusätze generell nicht einsetzen würde, müßten die Verbraucher kleinere Brötchen in Kauf nehmen." Daß Gesundheitsgefahren durch die neuen Backrezepte zu befürchten seien, wie die "Monitor"-Leute unter Berufung auf die Studie der Mönchengladbacher Mediziner gemeldet hatten, glaubten auch renommierte Allergie-Experten nicht. "Die in Mönchengladbach hören die Flöhe husten", kommentierte Professor Dieter Kleinhans, Leiter der Allergologischen Abteilung am Krankenhaus Stuttgart-Bad Cannstatt im Lokalblatt *Stuttgarter Zeitung*.

Um jedweden Risiken aus dem Weg zu gehen, verlangen vorsichtige Mediziner indessen, daß die Betroffenen wenigstens über die heimlichen Helfer informiert werden. "Eine Deklarationspflicht der verschiedenen Zusatzstoffe in der Backwarenindustrie ist unerläßlich", sagt der Zürcher Allergologe Professor Brunello Wüthrich.

Dabei ginge es auch ganz ohne die modernen Hilfsmittel. Es ist allerdings ein bißchen schwieriger, es erfordert mehr handwerkliches Können. Dafür treten in solchen Betrieben, die auf Chemie verzichten, die einschlägigen Bäckerallergien plötzlich nicht mehr auf. In der Hofpfisterei, einer Großbäckerei in München, ist nach Angaben der Geschäftsleitung kein Fall von Berufs-Allergie mehr aufgetreten, seit sie 1993 auf Bioproduktion umgestellt hat. Und damit macht die Firma gesunde Geschäfte: Mit ihren 96 Filialen kommt sie auf 100 Millionen

Mark Umsatz im Jahr. Vor allem bei Semmeln gab es "satte Zuwächse", sagt Friedbert Förster, der Marketingchef: "Die san net so luftig wie die aufgeblasenen Chemiesemmeln."

Doch für die Bäcker in der Hofpfisterei war die Konfrontation mit der Natur eine ungewohnte Herausforderung. Norbert Kempf betrat, als er vor einigen Jahren kam, in der Öko-Backstube in der Schwabinger Zentrale "mehr oder weniger Neuland". Er mischt hier jetzt in Dutzenden von fahrbaren Kübeln das Mehl an für den Sauerteig, nach verschiedenen Rezepturen für die verschiedenen Brotsorten. Hernach werden sie, mit den eisernen Armen der Rührmaschinen, geknetet, dann wandern sie in die riesigen Backöfen im Stockwerk darunter. 25.000 Brote produziert die Bäckerei so jeden Tag.

Üblicherweise, so hat es Bäcker Kempf gelernt, kommt es in den Bäckereien darauf an, daß "maschinenfreundliche Teige" gemischt werden – und dabei halfen ihm früher die fertigen Mischungen der Chemiekonzerne. Beim Öko-Getreide, das die Hofpfisterei verwendet, unterliege das Korn den Schwankungen der Natur. Schon das Wetter könne die Backbedingungen verändern: "Wenn's verregnet ist, hat's a andere Qualität." Diese Schwankungen, die sich aufs ganze Brot bis hin zur Elastizität der Rinde auswirken können, muß der Öko-Bäcker ausgleichen. So widmet sich Kempf jedem Teig jeden Tag anders. Er geht, gewissermaßen, ganz persönlich auf ihn ein: "Für den Teig ist das eine sehr individuelle Betreuung."

Heutzutage kann sich natürlich nicht jeder Bäcker eine solch persönliche Betreuung leisten. Viele wollen aber dennoch an den profitablen Bio-Geschäften teilhaben.

Da hilft dann beispielsweise die Firma Hiestand. Die kennt kaum jemand, denn die Firma Hiestand betreibt keine richtige Bäckerei, sondern eine Teiglings-Liefer-Firma und zwar eine recht große: Die Hiestand Holding AG mit der Zentrale im schweizerischen Lupfig im Kanton Aargau hat Tochtergesellschaften in Deutschland, Österreich, Polen und sogar Japan. Sie produzierte im Jahre 1996 über 175 Millionen Stück Backwaren und machte damit einen Umsatz von knapp 100 Millionen Schweizer Franken. Die Tiefkühl-Semmeln gingen an 12.000

Kunden, vor allem Bäckereien, Restaurants und Kantinen, aber auch Tankstellen und Kioske. So ist die Wahrscheinlichkeit groß, daß die meisten Deutschen schon einmal in ein Hiestand-Erzeugnis gebissen haben. Genau ist das allerdings nicht in Erfahrung zu bringen, denn die Firma hält geheim, an welche Bäcker und Kantinenchefs sie die Teiglinge liefert.

Das ist eigentlich schade, denn die Hiestand AG liefert das, was die Menschen wollen: "Ökologie". Das steht jedenfalls auf großen Plakaten, mit denen die Firma auf Bäcker-Messen für ihre Erzeugnisse wirbt, mit einem Farbfoto vom wichtigsten Hiestand-Erzeugnis, dem sogenannten "Butter-Gipfel". Das ist eine Art Hörnchen, das Hiestand in Deutschland eingeführt und zum wichtigsten Umsatzträger gemacht hat: Mit über 100 Millionen Stück trägt der kleine Gipfel 46 Prozent des Hiestand-Umsatzes.

Die "Bäcker-Ökologie" ist für die Leute von Hiestand ein "persönliches Anliegen", so verkündet ein Prospekt des Unternehmens. Daher würden "alle Hiestand Teiglinge mit Mehl aus neutral kontrolliertem Getreideanbau" und "alle Hiestand-Brötchen mit Mehl aus biologischem Getreideanbau hergestellt". Die 12.000 Bäcker, Gastwirte und Tankstellenpächter, die die Sachen schließlich verkaufen, sollten unbedingt mit der Öko-Produktion werben, rät der Prospekt eindringlich: "Profilieren Sie sich mit diesem Angebot hochwertiger und ökologisch sinnvoller Produkte. Behalten Sie diese wichtigen Informationen nicht für sich. Weisen Sie auf Preisschildern, Tafeln, Speisekarten und vor allem im direkten Kundengespräch auf die Besonderheit dieser Backwaren und auf Ihr gewissenhaftes Handeln hin." Hiestand habe dafür schon alles vorbereitet, zum Beispiel "vierfarbige Vordrucke" mit dem "Symbol für Bäcker-Ökologie". Hiestand kümmert sich überhaupt rührend darum, daß die Teiglings-Bezieher die Illusion von echter Handwerks-Bäckerei verbreiten können und liefert auch technisches Equipment, wie die "Hiestand Backstation mit Ofen und Tiefkühler und die passende Verkaufsvitrine, das perfekte Kleinladen-Konzept für das Backen an der Front". Der Frontkampf ist offenbar die Lieblingsbeschäftigung der Hiestand-Bäcker. Bei den Eidgenossen können sie dafür auch noch den kleinen "Hiestand Front-Grill" erwerben, die "perfekte Lösung für das Backen an vorderster Front, Duftmarketing inklusive". Das Schöne daran ist: Wenn die Hiestand-Erzeugnisse an der Front zum Einsatz kommen, ist der Kampf um die Kundschaft schon halb geschlagen, kann der Teiglings-Aufbäcker sich ganz entspannt zurücklehnen, weil er sich ja das mühsame Kneten und Teigrühren spart: "Genießen Sie die grenzenlosen Möglichkeiten und die unüberbietbare Flexibilität, die Ihnen Convenience-Backwaren in Kombination mit Ihrem angestammten Angebot bieten. Und nutzen Sie die gewonnene Zeit für neue Inspirationen, Ihre Freunde, Ihre Familie und für die Entwicklung raffinierter Spezialitäten, die Sie für Ihre KundInnen unaustauschbar und einmalig machen."

Was der Teiglings-Multi seinen sanft dösenden Kunden allerdings in den Hochglanzprospekten nicht verrät, ist, daß die "Bäcker-Ökologie" in der Aktiengesellschaft nur eine Rolle am Rande spielt. Nur 13 Backwaren von etwa 70, die Hiestand anbietet, dürfen nach den Öko-Regeln der Europäischen Union als Bio-Gebäck verkauft werden. Und gerade der berühmte Butter-Gipfel, der das Werbe-Bild mit der Aufschrift "Ökologie" ziert, gehört nicht dazu: "Der Gipfel ist nicht bio", räumt Hiestands zuständiger Marketing-Manager ein.

Nun muß man das den Tiefkühl-Bäckern von Hiestand nicht verübeln, wenn sie in der Bio-Materie noch nicht so bewandert sind. Die Backwaren-Fabriken, die seit Jahren mit allerlei Zutaten aus dem Labor ihre luftigen Gebäcke zauberten, tun sich ein bißchen schwer mit den speziellen Erfordernissen im Bio-Markt. So müssen die Backmittel-Fabrikanten, die sich auch gern ein Stück vom Bio-Kuchen abschneiden wollen, bisweilen einen Rückzieher machen, weil sie allzu laut mit Bio warben.

Die Ulmer Firma Diamalt beispielsweise, ein renommierter Backmittel-Hersteller, stieg mit vollmundigen Werbesprüchen ins Geschäft ein: "Im Bio-Brotmarkt wurden in der Vergangenheit viele Fehler gemacht", bemängelte der Backmittelfabrikant in einem Reklame-Blatt unter dem Titel "Bio-Marketing für die Bäckerei". Die wesentlichsten "Sünden", so Diamalt: "Bio-Brote und -Brötchen waren häufig das Gegenteil von Qualitätsware". Überdies führte "Etikettenschwindel" zu Kaufverzicht: "Das Bio-Vertrauen der Konsumenten schwand dahin". Dabei sagten, so die Firma, 80 Prozent der Verbraucher grundsätzlich "ja zu Bio". So schickte sich Diamalt an, "die Bio-Marktlücke zu schließen", und brachte das Bio-Backmittel "Korntaler-Bio-Weizen-Gold". heraus: "Mit seiner abgestimmten Backtechnik hilft es Schwankungen auszugleichen und gewährleistet eine gleichbleibend gute Gebäckqualität". Dafür kamen die bewährten Mittel zum Einsatz, wie die Zutaten-Liste ausweist: Neben Gerstenmalzmehl, getrocknetem Weizenvollkornsauerteig enthielt die Mischung auch Emulgator (Lecithin), Sojamehl, Enzyme und das bewährte Mehlbehandlungsmittel Ascorbinsäure, also Vitamin C. Doch die "Erfolgsrezepte von Mutter Natur" (Diamalt-Werbung) wirkten nicht wie gewünscht. Es stellte sich heraus, daß nur 51 Prozent der Zutaten aus Bio-Anbau stammten. Diamalt verzichtete deshalb, "um dem Biogedanken nicht zu schaden", so der zuständige Produktmanager, auf das werbewirksame Öko-Label. Jetzt gibt es neue Mischungen, bei denen der Bio-Anteil stimmt.

Der Sinneswandel ging zurück auf eine Intervention eines Konkurrenten, der saarländischen Firma Carl Ullmann. Die vertreibt ein eigenes Backmittel namens "Öko Back Plus", voll öko und den Gesetzen gemäß "für anerkannt biologisch-ökologische Backwaren" geeignet. Es enthält laut Prospekt "nur wenige, aber wertvolle Zutaten", beispielsweise wertvolles "Öko-Lecithin", das "aus biologischem Sojaöl rein physikalisch gewonnen" wird. "Damit", preist der Prospekt, "vermeiden wir das sonst übliche Extrahieren mit Leichtbenzin als Lösungsmittel."

Dieses Lecithin schafft eine gewisse Gemeinsamkeit zwischen den aufrechten Öko-Bäckern und den verpönten Tütenverwendern. So ähneln sich auch die Reklamesprüche ein wenig, wenngleich manche der Öko-Lieferanten an den Werbetextern sparen. Die Firma MH Biotechnik hat sich der Ökologie verschrieben, so läßt sie in ihrem Prospekt verlauten: "Die gesunde Ökologie und die schmackhaften Gebäcke haben als Thema breites Interesse geweckt, zumal es einen zukunftsweisenden Hintergrund hat." MH Biotechnik nimmt für ihre Backmittel den "natürlichen Emulgator Lecithin", wegen offenkundiger Vorzüge: "gute Teigausbeute, super maschinengängige Teige und eine verlängerte Frischhaltung der Gebäcke".

Die Firma Aurora ("mit dem Sonnenstern"), die nun nicht zur engeren Bio-Gemeinde zählt, preist in futuristisch gestaltetem Hochglanzprospekt im Star-Trek-Design ihr "Brot-Lecithin". Der Aurora-Texter neigt eher zum Wissenschaftlichen: "Spezielle Lecithinfraktionen ermöglichen die Bildung von wasserspeichernden Liposomen", die bildeten zusammen mit gewissen Mehlbestandteilen "einen elastischen Komplex, der das Altbackenwerden der Backwaren verzögert". Außerdem führe dieser Komplex "zu wolligen Teigen mit einer exzellenten Maschinengängigkeit". Zudem hat sogar das Aurora-Erzeugnis einen gewissen Öko-Anteil, nämlich "extrudierte Apfelfasern aus ökologisch angebauten Äpfeln", die "binden Wasser und unterstützen die Frische-Garantie."

"Inzwischen", weiß das Fachblatt *Schrot & Korn*, "greifen immer mehr echte und falsche Biobäcker nach Soja-Lecithin". Viele von ihnen haben offenbar das gleiche Ziel wie die herkömmlichen Bäcker: Sie wollen einfach einen gut maschinengängigen Teig, der sich ordentlich aufbläst und ein Backwerk ergibt, das sich möglichst lange verkaufen läßt. Gerade damit allerdings sind strenge Naturköstler auch nicht einverstanden. Denn Soja-Lecithin ist, wie das Öko-Blatt *Schrot & Korn* in Erfahrung gebracht hat, nach Meinung von kritischen Branchenexperten schlicht "ein überflüssiges Produkt".

Handwerks-Bäcker kämen gut ohne es aus. Überdies birgt dieses Lecithin nach Ansicht der Öko-Puristen von *Schrot & Korn* die Gefahr, daß es just jener Technologie zum Erfolg verhilft, die nach allgemeinem Konsens in der Bio-Szene Teufelszeug ist. Denn weil ökologisch angebautes Soja zur Lecithin-Gewinnung zusehends knapp wird und "weil es auf Dauer am billigsten ist, Sojalecithin in großem Stile in riesigen Fermentern herzustellen", sei dieses, so meinen die Experten von *Schrot & Korn*, "ein ideales Einfallstor für die Gentechnik".

Tatsächlich wird unmanipulierter Rohstoff knapp: "Bei Lecithin haben wir keine Chance, den Bedarf der Industrie durch genetisch unangetastete Ware zu decken", sagte ein Manager des Hamburger Branchenführers Lucas Meyer zu einer Reporterin der Zeitung *Die Woche*.

Doch womöglich gibt es einen Ausweg, selbst für Bio-Produzenten: Wenn Gentechnik auch für Öko-Erzeugnisse zugelassen wird, ist das Nachschubproblem gelöst. Ganz legal.

Die entsprechenden Gesetzesvorschläge liegen schon auf dem Tisch, in Amerika.

10.

Der Duft des Dorfes

Der Kampf um die Zukunft

Gentechnik und Bestrahlung für Bio-Produkte? / Weshalb in den
Augen des Monsanto-Chefs missionarischer Eifer aufblitzt /
Pestizide und der Massenselbstmord von 150 indischen Bauern /
Kartoffelsnacks für die Hungernden?

Der junge Mann dort im Anzug hat ein gutes Gespür für Trends:
Matthias Zeitler, der Manager von "Gold-Ei", "Ländli-Ei" und "Körnli-
Ei". Auch er nimmt an der Messe Food Ingredients teil. Allerdings
nicht am Stand eines Müsli-Unternehmens, sondern bei Monsanto. Er
hat nämlich neben den Eiern mit dem Natur-Touch auch noch solche
aus der High-Tech-Sphäre anzubieten: die neuen Gesundheits-Eier,
die unter dem Namen "Omega-DHA" verkauft werden. Die enthalten
besonders viele mehrfach ungesättigte Fettsäuren (PUFAS, sogenannte Polyunsaturated Fatty Acids) und sollen deshalb besonders
gesund sein, gegen Herzleiden und Rheuma helfen, gegen Verkalkung,
ja sogar Krebs. Man ist darauf gekommen, weil die Eskimos in Grön-
land so selten Herzinfarkt bekommen. Die essen häufig fetten Fisch,
Hering und Makrelen, mit vielen PUFAS. Nun könnte der Mitteleuro-
päer gleichfalls fetten Fisch essen, doch das wäre zu einfach. Die Firma
Monsanto hat ein etwas umständlicheres, aber ungleich profitableres
Verfahren entwickelt: Sie gewinnt die PUFAS aus Algen, in riesigen
Tanks bei San Diego. Diese PUFAS werden wiederum den Hennen auf

Herrn Zeitlers Farmen ins Futter gemischt, und deren Eier sind dann fast so gesund wie die Fische der Eskimos.

Die Doppelstrategie von Herrn Zeitler ist pfiffig: Auf der einen Seite nimmt er den Natur-Trend auf, gibt seinen Eiern schöne ländliche Namen und eine heimelige Briefkastenadresse als Herkunftsort. Gleichzeitig sucht er sich die Partner, die die Zukunft im Griff haben. Und da ist die Firma Monsanto die allererste Adresse. Monsanto ist die Speerspitze der Innovation, sie steht für High-Tech-Lebensmittel und Zukunftsoptimismus.

So ist Herrn Zeitlers Doppel-Strategie ein schönes Beispiel für die Frage, in welche Richtung sich die Lebensmittelerzeugung im dritten Jahrtausend entwickeln wird: zur naturgemäßen Wirtschaftsweise, die auf Chemie verzichtet und vielen Menschen die Möglichkeit bietet, Lebensmittel umweltschonend herzustellen, kleinen Bauern, die überall auf dem Globus gesunde, wertvolle Früchte ernten und ihren Nutztieren ein artgemäßes Leben ermöglichen, oder zur High-Tech-Produktion, bei der hochprofitable Tierfabriken Fleisch in Massen erzeugen, riesige Farmen überall auf der Welt gewinnträchtige Rohstoffe produzieren für eine Lebensmittelindustrie, die auf dem höchsten Stand der Technik und nach dem neuesten Stand der Wissenschaft den Gesundheitsnutzen der Kost in Dosen optimiert.

Es scheint fast, als ob die High-Tech-Variante die erfolgreichere sein wird. Sie hat die besseren Verbindungen, sie hat mehr Geld, mehr Macht, mehr Einfluß bei den entscheidenden Stellen.

Manchmal hat sie zwar eine schlechte Presse, das Image beim Publikum läßt bisweilen zu wünschen übrig. Aber dank hochbezahlter Fachkräfte kann die High-Tech-Fraktion die öffentliche Meinung für sich einnehmen. Monsanto ist auch da ein schönes Beispiel: Denn Monsanto hat oft schon Wege gefunden, widerstrebenden Mitmenschen Dinge nahezubringen, von denen sie zu Anbeginn vielleicht gar nicht so begeistert sind.

Beispiel Gentechnik: Da hat die Firma kräftig investiert. Monsanto hat die Firma Calgene übernommen, die die gentechnisch manipulierte Anti-Matsch-Tomate "Flavr Savr" erfunden hat. Monsanto hat auch gentechnische Verfahren entwickelt, mit denen der hauseigene Süßstoff "NutraSweet" hergestellt werden kann.

Und auch das gentechnisch erzeugte Rinder-Hormon BST, das die Kuh zur Turbo-Kuh macht und die Milchleistung fulminant steigert, ist von Monsanto entwickelt worden. Monsanto hat schließlich die genmanipulierte Sojabohne erfunden, die gegen das hauseigene Unkrautgift Roundup immun ist. Roundup ist nach Firmenangaben in 130 Ländern zugelassen und gehört zu den meistverspritzten Pflanzengiften weltweit. Damit nicht genug. Für über 200 Millionen Dollar hat Monsanto die Kapazitäten seiner Fabriken in Australien, Belgien, Brasilien, China, Indien, Indonesien und den USA ausgebaut.

Monsanto, so die *Frankfurter Allgemeine Zeitung*, "katapultiert die Landwirtschaft rund um den Globus in eine neue Ära", indem sie "in rascher Folge" immer neue Gentech-Erzeugnisse auf den Markt wirft.

Mit den Gen-Produkten verfolgt Monsanto durchaus "altruistische Ziele", verkündet Firmenchef Bob Shapiro. Den Monsanto-Boß erlebte der Reporter von der *Frankfurter Allgemeinen Zeitung* als "einen asketisch wirkenden Endfünfziger", "in dessen Augen gelegentlich missionarischer Eifer aufblitzt". Shapiro will die Umwelt schonen, ja sogar den Menschen ein besseres Leben ermöglichen, indem er an der Erbsubstanz der Pflanzen und Tiere gewisse Veränderungen anbringt und so gesündere Nahrungsmittel erzeugt.

Eine Kennzeichnung der genmanipulierten Erzeugnisse lehne die Firma Monsanto ab, sagt der Leiter der Agrarabteilung dem Reporter der *Frankfurter Allgemeinen Zeitung*: "Dahinter stehe die politisch motivierte Absicht, die Biotechnologie unrentabel zu machen."

Manchmal muß man, leider, die Menschen zu ihrem Glück zwingen. Sie sind ja, zumindest in Europa, mit überwältigender Mehrheit gegen die genveränderten Lebensmittel. Exakt 18.048 von 18.969 Konsumenten votierten in einer 1997 veröffentlichten Umfrage des Bundes für Umwelt- und Naturschutz gegen Genmanipulationen an Lebensmitteln.

Sogar Wissenschaftler haben nach einer Umfrage des Fraunhofer-Instituts Vorbehalte: Die Mehrheit der Befragten befürchteten 1997, daß die Bio-Technik unbeabsichtigte Folgen für Menschen und Umwelt haben.

Auf solche negativen Stimmungen reagieren die Gen-Produzenten sehr professionell. Pionier Monsanto beispielsweise engagierte die Public-Relations-Firma Burson-Marsteller. Die diagnostizierte im Sommer 1997 in einem internen Strategiepapier, die Branche habe Imagekorrekturen "dringend" nötig.

Glücklicherweise hat Burson-Marsteller eine gewisse Erfahrung mit solchen Polituren am öffentlichen Erscheinungsbild. Burson-Marsteller ist die weltgrößte PR-Agentur, sie macht mit 63 Büros in 32 Ländern jährlich über 200 Millionen Dollar (360 Millionen Mark) Umsatz. An Klienten, deren öffentliches Ansehen ein bißchen verbesserungsbedürftig ist, hatte die Firma keinen Mangel: In den 70er und 80er Jahren half sie der faschistischen Junta in Argentinien, ausländische Investoren anzulocken. Auch die nigerianische Regierung konnte während des Biafra-Krieges auf die PR-Hilfe von Burson-Marsteller bauen, ebenso der international nicht sehr angesehene rumänische Diktator Nicolaie Ceauşescu. Zu den Referenzen gehören auch die Verursacher weltberühmter Umweltkrisen: Burson-Marsteller half dem Chemiekonzern Union Carbide während der Tragödie im indischen Bhopal. Und sie half dem Ölkonzern Exxon bei der Krisenbewältigung, nachdem der Tanker Exxon Valdez havariert war und häßliche Fernsehaufnahmen von ölverschmierten Wasservögeln das Bild der Firma beschmutzt hatten. Burson-Marsteller sollte die PR-Krise nach dem Tankerunglück analysieren, zwecks eines besseren medialen Erscheinungsbildes bei künftigen Katastrophen. Daß seine Firma häufig in "kontroversen Situationen" engagiert wird, liegt für Unternehmensgründer Harold Burson "in der Natur unseres Geschäfts". Unmoralisch findet er dies nicht: "Da gibt es keine Zauberei, da gibt es keine Manipulation". Über die Bewertung der Klienten und Konfliktfälle entscheide schließlich das Publikum.

Auch für Monsanto war Burson-Marsteller schon früher erfolgreich tätig gewesen, bei der Einführung des gentechnisch erzeugten Rinderhormons BST, das die Kühe zu gesteigertem Milchausstoß veranlaßt.

Zwar hat das Turbo-Hormon gewisse Nebenwirkungen, es kann laut Beipackzettel etwa zu Trächtigkeitsstörungen führen, zu Blähungen, Durchfall, verringerter Futteraufnahme und krankhaften Störungen der Fußregion. Weil die armen Kühe bei der fieberhaften Milchproduktion ins Schwitzen kommen, empfehlen amerikanische Veterinäre gar den Einbau von Duschen im Stall.

Doch dem Erfolg des Präparats konnten diese Nebeneffekte nichts anhaben: Laut Monsanto werden mit dem Mittel schon 13 Prozent aller amerikanischen Milchkühe gedopt. Monsanto träumt davon, auch irische und Allgäuer Kühe so zu pushen, doch die Europäische Union sträubt sich gegen die Zulassung des Turbo-Hormons. Es macht ja auch keinen großen Sinn, die europäischen Milchseen durch Hormonpräparate für Kühe noch weiter zu vertiefen, wo die Bauern sie schon jetzt mit importiertem Kraftfutter zu Hochleistungen anheizen, nur um anschließend dafür bestraft zu werden, wie im Wirtschaftsjahr 1996/97, als wegen der Überschreitung der in Deutschland gültigen nationalen Milchquote von 27,8 Millionen Tonnen Milch um 480 000 Tonnen eine Strafabgabe von 330 Millionen Mark fällig wurde. Obwohl es aberwitzig wäre, die Kühe zu noch mehr Milchausstoß anzustacheln, ist nicht sicher, ob die europäischen Behörden die US-Turbopräparate abwehren können. Denn weil die Politiker ihre Entscheidungsbefugnis abgegeben haben, dem freien Welthandel zuliebe, fällt es immer schwerer, auf demokratischem Wege Gesetze und Vorschriften zu erlassen, die den Wünschen der Menschen im Lande entsprechen. Nicht die gewählten Politiker setzen um, was Volkes Wunsch und Wille ist. Die Welthandelsorganisation WTO legt fest, was erlaubt und was verboten ist. Denn sie befindet darüber, was im freien Welthandel als verbotenes Hindernis gilt und also nichtig ist, auch wenn es nationale Parlamente für wichtig und richtig erachten.

Die Welthandelsorganisation entscheidet über die Milch-Hormone ebenso wie über Mast-Hormone, die US-Fleischkonzerne ihren Bullen gern geben. Die Welthandelsorganisation entscheidet, ob amerikanische "Schmuddelhähnchen" (*die tageszeitung*) auf europäische Teller kommen, Broiler, die in einer stinkenden Brühe gebadet und vor dem Abpacken kurz in Chlorlösung getaucht werden, wie EU-Kontrolleure 1997 entsetzt festgestellt hatten. Und die Welthandelsorganisation entscheidet auch, wie mit Gentechnik verfahren werden soll. Dabei kämpft die US-Regierung vehement gegen strenge Standards. Sie sei "höchst unzufrieden" über solche "Handels- und Investitionsbeschränkungen", rügte die US-Handelsbeauftragte Charlene Barshefsky. Sie beklagte die "allgegenwärtige Diskriminierung", so die *Neue Zürcher Zeitung*, als es in der Welthandelsorganisation um die europäischen Forderungen zur Kennzeichnung genmanipulierter Produkte ging.

Die Welthandelsorganisation stützt sich bei ihren Entscheidungen auf den Sachverstand eines global zuständigen Gremiums, der Codex Alimentarius Kommission. Sie ist gewissermaßen die Weltregierung in Sachen Lebensmittel und formuliert eine Art Globalgesetz, jenen Codex Alimentarius. Er setzt die Standards, die weltweit gelten, bei Giftrückständen, bei der Hygiene, bei Zusatzstoffen, Etikettierungsvorschriften. Seit der freie Welthandel zum obersten Leitmotiv der globalen Politik geworden ist, nutzen nationale Regelungen wenig, wenn die Sachverständigen vom Codex Alimentarius anderer Meinung sind.

Besonders viel Sachverstand ist natürlich in Firmen wie Nestlé oder Coca Cola vorhanden, besonders wenig Geld andererseits bei Verbraucherorganisationen und Bio-Bauernverbänden. Deswegen ist der Sachverstand manchmal ein bißchen ungleichmäßig verteilt, wenn die Codex-Gremien tagen, in Genf, Mexiko City, Washington oder Sydney, und die stimmberechtigten Regierungs-Delegierten aus den Codex-Mitgliedsstaaten auf den Rat der (nicht stimmberechtigten) mitreisenden Sachverständigen angewiesen sind.

Der Codex, der gemeinsam von Welternährungsorganisation FAO und der Weltgesundheitsorganisation WHO getragen wird, beschäftigt sich auch mit Regeln für die Bio-Produktion. Denn immer mehr Staaten erlassen Bio-Regelungen, und da wäre eine weltweite Harmonisierung nur folgerichtig.

Nicht alle Bio-Erzeuger sind von dieser Harmonisierung begeistert. Denn es könnte sein, daß die bislang in einigen Regionen geltenden, eher strengeren Standards durch sehr laxe Vorschriften abgelöst werden. Alarmiert wurde die weltweite Bio-Szene um die Weihnachtszeit 1997. Damals kamen Bestrebungen des us-amerikanischen Landwirtschaftsministeriums an die Öffentlichkeit, den nationalen Bio-Markt neu zu regeln. Das ist für den Rest der Welt nicht ganz unwichtig, denn in Zeiten des freien Welthandels kann ein anderes Land, beispielsweise Deutschland oder Finnland, amerikanische Bio-Dosen nur schwer mit dem Argument zurückweisen, nach deutscher oder finnischer Ansicht sei das gar nicht Bio, weil es zum Beispiel bestrahlt sei oder aus genmanipulierten Zutaten hergestellt.

Genau dieses nämlich sollte nach dem Willen des us-Agrarministeriums künftig auch bei Bio-Produkten zugelassen werden. Die "Fans der Bio-Produkte" in Amerika reagierten "erschrocken" auf die Vorschläge aus der Hauptstadt, wie die *Washington Post* berichtete. Gerade Gentechnik und Bestrahlung sind für Öko-Konsumenten ein Horror. Der Leitartikler des *San Francisco Chronicle* befürchtete daher einen "Mißbrauch des Bio-Etiketts" durch die neue Öko-Linie der us-Regierung. Und Ronnie Cummins, Direktor der Pure Food Campaign, ereiferte sich, das us-Landwirtschaftsministerium betätige sich als "Handlanger des Agrarbusiness". Die Standards würden "verwässert, damit Agribusiness, Fabrikfarmen, Chemie und Genfirmen" das 4-Milliarden-Dollar-Geschäft übernehmen könnten, das die Bio-Bauern und ihre Kunden in den letzten 30 Jahren aufgebaut hätten.

Auch in Europa warnen viele Öko-Experten vor einer Aufweichung der Bio-Regeln, die bislang für das Vertrauen der Verbraucher bürgten. Otto Schmid, der Vertreter der Schweizer Bio-Suisse Organisation im globalen IFOAM-Verbund und beim Codex Alimentarius, bemängelte in einer Stellungnahme zu den us-Bestrebungen den allzu liberalen Umgang mit den bisher gültigen Standards. Nicht nur bei der Gen-Technik, auch beim Einsatz von Tierarzneien. Selbst Quäl-Batterien für Legehennen könnten nach den us-Standards für Bio-Eier zum Einsatz kommen. "Die Gefahr ist", meint Schmid, daß die us-Vertreter "da was durchboxen", was nicht dem europäischen Verständnis von Bio-Qualität entspreche. Der deutsche IFOAM-Mitarbeiter Thomas Cierpka hält die Entwicklung für eine "ziemliche Katastrophe". Auch der schwedische Bio-Pionier Gunnar Rundgren wandte sich 1997 bei einer IFOAM-Konferenz im englischen Oxford gegen die Tendenz zu weltweit gültigen Standards, bei denen das Profil der Bio-Bewegung verloren gehe. Man müsse sich gegen eine Entwicklung wehren, rief Rundgren seinen Bio-Genossen zu, bei der irgendwann die Frage sei, "wie alt ein Huhn sein muß, bevor es als biologisch verkauft werden darf, oder von wann an alle Karottensamen als garantiert ökologisch bezeichnet werden dürfen."

Viele seiner Kollegen sehen mit Argwohn die Bestrebungen der Agro-Industrie, den Vertrauensvorschuß der Bio-Erzeuger für ihre eigenen Ziele zu nutzen. Denn die Agrarier haben erkannt, daß sie in der Öffentlichkeit nicht das beste Ansehen haben. Deshalb hätten sie am liebsten ein schönes Bio-Image, doch ohne die Mühsal des Unkraut-jätens von Hand.

Der "Agrarsektor gehört inzwischen zu den größten Widersachern der Natur", schrieb die *Süddeutsche Zeitung* im April 1997 zum Abschied des langjährigen deutschen Bauernpräsidenten. Der verdiente Agrar-unternehmer und Verbandsfunktionär, mit ausführlichem Namen Constantin Bonifatius Hermann Josef Maria Freiherr Heereman von Zuydtwyck, riet den Seinen zum Beharren: "Wenn die klug sind, wird sich nichts ändern." Seinen Sitz im Aufsichtsrat des Chemiekonzerns Bayer behielt er auch nach seinem Abgang als Bauern-Boß bei.

Es sieht ganz so aus aus, als ob seine Getreuen den Rat befolgten. Zwar läßt sich Nachfolger Gerd Sonnleitner schon mal bei einem Kongreß von Ökobauern blicken, beispielsweise bei der Grünen Woche im Januar 1998 in Berlin. Doch er verlangt andererseits den forcierten Einsatz der Gentechnik in der Landwirtschaft ("Wir müssen Genfood offensiv angehen"). Und er nimmt auch die Großen im Agro-Business in Schutz und wehrt sich öffentlich dagegen, daß "Kapitalgesellschaf-ten auf dem Lande" als "Agrarfabriken diskriminiert" werden.

Die Kapitalgesellschaften müssen für ihre Rendite nicht immer selbst sorgen. Denn sie genießen europaweit besondere staatliche Förderung: Die profitabelsten 20 Prozent der landwirtschaftlichen Betriebe erhalten 80 Prozent der Zuwendungen aus Steuergeld. "Den Reibach machen Großagrarier", kritisiert die vornehme *Zeit*, "Kleinbauern und Landarbeiter gehen leer aus." Diese Kapitalgesellschaften genießen das schöne Privileg, daß sie ihre Risiken nicht immer selbst tragen müssen, sondern wenn einmal schmerzliche Verluste drohen, auf das Geld des Steuerzahlers zurückgreifen dürfen.

So können sie sich auch riskante Produktionsweisen leisten, die mitunter schon mal Totalverlust zur Folge haben. Allein für BSE-Folgekosten mußten die europäischen Steuerzahler von 1996 bis 1998 nach Expertenschätzungen 9,8 Milliarden Mark aufbringen. Die Schweinepest kostete die EU-Bürger allein 1997 schätzungsweise 12 Milliarden Mark. Nach der wundersamen Logik des Agro-Geschäfts muß der Kunde die Steaks und Bratenstücke, die er nicht haben möchte, eben trotzdem bezahlen. So kann die Agro-Branche fehlerbehaftete Produktionsweisen wie etwa die industrielle Aufzucht von Schweinen und Rindern, die immer wieder zur Verbreitung von Krankheitserregern führt, unbeirrt weiter praktizieren, weil die teuren Folgen sie nicht berühren. Die hartnäckige Aversion der Bürger gegen die Gentechnik bleibt ebenfalls seltsam folgenlos im demokratischen Europa.

So unterhält der Steuerzahler Heerscharen von Wissenschaftlern, die im Agrarischen forschen – aber sich nicht sehr dafür interessieren, was der Geldgeber wirklich wünscht. 5.000 Agrarwissenschaftler forschen in Deutschland, davon 3.000 an Hochschulen und 2.000 in Institutionen außerhalb der Universitäten. Zehn Bundesforschungsanstalten des Landwirtschaftsministeriums stehen pro Jahr 500 Millionen Mark zur Verfügung, der privaten Agrarforschung der Industrie und der Pflanzenzüchter nochmal 800 Millionen. Die Forscher freuen sich, daß sie "durch die Bio- und Gentechnik Auftrieb erhalten" haben, sagt der Kieler Ernährungswissenschaftler Professor Joachim von Braun.

(Der Duft des Dorfes

Der Kunde gilt eher als fehlgeleitetes Wesen mit vorgestrigen Vor-
stellungen und irrealen Wünschen. Große Teile der Bevölkerung hätten ein "völlig verbiestertes Bild" von der Landwirtschaft, bemängelte
beispielsweise Cay Langbehn vom Institut für Agrarökonomie der
Universität Kiel bei seinem Agrar-Symposion in München. Die "Chancen für die deutsche Landwirtschaft" sieht der Wissenschaftler laut
Süddeutscher Zeitung "vor allem in der kostengünstigen und standar-
disierten Produktion großer Partien".

Überraschenderweise hat der deutsche Nährstand bei seinem Bemühen um kostengünstige Erzeugung nicht unbedingt die Ernährung der
heimischen Bevölkerung im Sinn. Denn selbst die Agrargenossen-
schaften, ursprünglich Selbsthilfe-Einrichtungen bäuerlicher Fami-
lienbetriebe, verstehen sich längst als Teil des globalen Agro-Business.
Vom Geschäftsvolumen her sind sie, ohne daß die Öffentlichkeit dies
so recht bemerkt hätte, zu Giganten herangewachsen. Die deutschen
Raiffeisen-Agrargenossenschaften erwirtschaften einen Jahresumsatz
von etwa 80 Milliarden Mark – mehr als der BMW-Konzern mit seinen
Nobel-Automobilen (Umsatz 1997: 60 Milliarden Mark). Und sie weiten ihre Geschäfte aus, mit Agrartechnik, Futter- und Pflanzenschutzmitteln sowie Saatgut. Ihre Zukunft sehen die Genossen im Globalen,
sie läge, sagte der Präsident des deutschen Raiffeisenverbandes, "eindeutig auf den internationalen Märkten".

Die hessischen Raiffeisen-Manager haben diesen Schritt schon getan:
Die Hauptgenossenschaft in Frankfurt hat, wie die *Frankfurter Rundschau* Mitte 1997 berichtete, "in der Ukraine Fuß gefaßt und lernt dort
jetzt laufen." Glücklicherweise müssen die Männer vom Main in der
fernen Ukraine nicht ganz allein herumspazieren. Vor Ort hätten sich
die Genossen "mit den dort tätigen Chemiekonzernen" zusammenge-
tan. Die kannten sie vermutlich schon aus der Heimat: BASF, Bayer,
DuPont sowie Agrevo. In konzertierter Aktion liefern die Agro-Exi-
lanten den örtlichen Bauern technisches Gerät und vor allem Saatgut
und kaufen ihnen auch gleich die Ernte ab. Damit hat die Genossenschaft auch Uneigennütziges im Sinn, denn in der Ukraine, die als
Kornkammer gilt, böten sich "größte Chancen, zur Lösung der wach-

senden Probleme der Welternährung beizutragen", so ein Raiffeisen-Manager.

Die Welternährung ist, glaubt man ihren öffentlichen Äußerungen, ein ganz wichtiges Herzensanliegen der sonst als kühl und seelenlos geltenden Manager und Firmenlenker. Denn bislang gehen, nach Berechnungen von Pflanzenschutz-Experten, 42 Prozent der weltweiten Nahrungsmittelproduktion durch Schädlinge und andere Widrigkeiten verloren.*

Nun ist es leider nicht so, daß sich die Konzernlenker aus reiner Herzensgüte um die Hungernden kümmern. Die Hungernden haben jetzt eher die Aufgabe bekommen, als Argument zu dienen für den forcierten Einsatz der Gentechnik in der Landwirtschaft. Dem satten westlichen Verbraucher war der Nutzen leider bislang nicht begreiflich zu machen. Was aber kein Zufall ist, denn er hat keine Vorteile von der neuen Technik, wie sogar ein Mann wie Heinz Imhof zugeben muß, der beim Schweizer Pharmakonzern Novartis für Saatgut zuständig ist: "Für den Konsumenten ändert sich nichts", räumte er in einem Interview mit der *Neuen Zürcher Zeitung* ein: "Das ist leider auch ein Nachteil."

Auch das Arbeitsplatz-Argument zieht im Falle der Gentechnik nicht recht: Bis zum Jahr 2000 entstehen, wie der deutsche Wirtschaftsminister 1997 prophezeite, in dieser Branche 70.000 neue Jobs. Was er nicht sagte, ist, daß in der Landwirtschaft im gleichen Zeitraum 80.000 Stellen verlorengehen, europaweit gar eine Million.

Und mit dem erwarteten Umsatz ist es in der vermeintlichen Boom-Branche auch nicht sehr weit her: Er soll im Jahr 2000 in Deutschland bei 4,2 Milliarden Mark liegen, nach Schätzungen der deutschen Bundesregierung. Das ist nun, für eine der ganz großen Zukunfts-Industrien, auch nicht so übermäßig viel. Immerhin machte ein mittelständischer Schraubenhändler namens Würth aus dem württembergischen Künzelsau schon im Jahre 1997 mehr Umsatz: 6,15 Milliarden Mark.

* Crop Production and Crop Protection. Estimated losses in major food and cash crops.

E.C. Oerke et.al. Amsterdam: Elsevier, 1994

Nun käme niemand auf die Idee, dem Schraubenhandel aufgrund seiner wirtschaftlichen Bedeutung besondere öffentliche und publizistische Förderung angedeihen zu lassen. Dem Schraubenhandel fehlt aber genau das moralische Element, das, glaubt man ihren Förderern, die Gentechnik besitzt: "Wir brauchen die Gentechnik, um die Hungernden dieser Welt zu ernähren", sagte der US-Landwirtschaftsminister Dan Glickman.

Gentechnik sei "für die ganze Welt ein Muß-Ziel", sagt auch der Novartis-Manager Imhof. Zudem soll sie auch die Umwelt schonen, weil die Farmer weniger Gift spritzen müssen, dank genmanipulierter Pflanzen, die gleich selbst Gift absondern oder immun sind gegen Unkrautvertilger. Das wäre in der Tat ein Segen, wenn weniger Agro-Chemie zum Einsatz käme. Doch derzeit sieht es nicht danach aus: Im Jahr 1997 steigerte der Novartis-Konzern seinen Umsatz um 19 Prozent auf 31,2 Milliarden Franken, vor allem dank eines, laut *Neuer Zürcher Zeitung*, "über Erwarten kräftigen Umsatzplus beim Agribusiness", etwa beim Pflanzenschutz.

Das soll auch in Zukunft so bleiben. Der Weltmarkt für Pflanzenschutzgifte soll deshalb nach Branchenschätzungen von 32,5 Milliarden Dollar (58,5 Milliarden Mark) auf 40 Milliarden Dollar im Jahre 2005 steigen (72 Milliarden Mark). Der Bayer-Konzern investiert jährlich fast eine halbe Milliarde Mark, um seinen Weltmarktanteil bis dahin von acht auf zehn Prozent zu erhöhen. Konkurrent BASF freute sich 1997 über ein Umsatz-Plus von 40 Prozent gegenüber dem Vorjahr beim "Pflanzenschutz" und will expandieren. Der zuständige BASF-Manager verkündete im Fachmagazin *Agro-Food-Industry High-Tech*, daß seine Firma drei Milliarden Mark allein in die Forschung investieren und überdies neue Fabrikanlagen bauen wolle, in Texas, Spanien und Mexiko, "um unsere Wachstumsziele zu erreichen".

Wachstum muß sein. Der Landschaftsökologe Wolfgang Haber von der Technischen Universität München beispielsweise meint, angesichts der Lage in den Entwicklungsländern sei auch die vielgeschmähte Überproduktion in Europa fortzusetzen. Denn Nahrungshilfe "setzt genügende Getreidereserven voraus und läßt die bei uns oft beklagte Überschußproduktion in einem anderen Licht, ja als Pflicht erscheinen", sagte er bei der Wintertagung der Deutschen Landwirtschafts-Gesellschaft (DLG) 1997 in Wiesbaden.

Nun ist die Wintertagung der DLG nicht irgendein Treffen von Bauerntrampeln. Sie ist etwas ganz Besonderes, wie die *Frankfurter Allgemeine Zeitung* weiß: "Hier versammeln sich aus der praktizierenden Landwirtschaft die Crème de la crème, hier treffen sich die Unternehmerlandwirte, die ihre Nase früher als andere in den Wind der agrarischen Zeitläufte halten und diesen anderen dann Nasenlängen voraus sind: sozusagen die Edel-Landwirte." In diesem Kreis der Edlen war auch Bundeslandwirtschaftsminister Jochen Borchert zugegen. Und er faßte die Frage nach der Speisung der Hungernden ganz kurz im Klartext zusammen: "Wir wollen uns von dem wachsenden Weltmarktkuchen ein Stück abschneiden."

Das ist immerhin ehrlich: Es geht in erster Linie ums Geschäft, weniger um den besten Weg zur Ernährung der Armen.

Denn außerhalb der interessierten Kreise aus Chemie- und Nahrungsmittelindustrie gilt es keineswegs als sicher, ob gerade die High-Tech-Landwirtschaft die Ernährung der Weltbevölkerung sichern kann.

Manche Experten beispielsweise halten schon die bisherigen Prognosen über die steigende Bevölkerungszahlen für stark übertrieben. Andere Experten glauben gar, daß Nahrungsmittelexporte in Hungerländer langfristig eher schaden. Nicht industrielle High-Tech-Farmen, sondern eher kleine, ökologisch wirtschaftende bäuerliche Betriebe könnten rund um den Globus für die Ernährungssicherung in ihren Ländern sorgen.

Herwig Birg, der Direktor des Instituts für Bevölkerungsforschung und Sozialpolitik an der Universität Bielefeld glaubt sogar, möglicherweise gebe es "überhaupt gar kein Bevölkerungsproblem". So habe sich die Zuwachsrate bei der Bevölkerungsentwicklung merklich abgebremst. Es sei abzusehen, daß das starke Anwachsen der Weltbevölkerung ein Phänomen des 20. Jahrhunderts sei. Das 21. Jahrhundert hingegen zeige nach neueren Daten eher einen Trend zur Stagnation. Die Bevölkerungszahl auf dem Globus würde sich demnach alsbald

(Der Duft des Dorfes

in einer bestimmten Höhe einpendeln. Überdies steige nach aller Erfahrung die Nahrungsmittelproduktion stets stärker als die Bevölkerungszahl.

Selbst Fachleute aus der Getreide-Branche sehen die Entwicklung mit einer gewissen Gelassenheit: Bill de Maria, Assistant Executive Director des Internationalen Weizenrates, nimmt an, daß der Getreideverbrauch weltweit bis zum Jahr 2000 auf 900 Millionen Tonnen anwachsen werde. Es sei kein Problem, dafür ausreichend Nachschub zu bekommen, zumal sich bisherige Krisenkandidaten in Selbstversorger, ja Exporteure verwandeln könnten. So rechnet etwa der Moskauer Statthalter der global tätigen Getreidehandelsfirma Cargill Inc. laut *Wirtschaftswoche* damit, daß Rußland bis zum Jahr 2000 Selbstversorger sein wird. Osteuropa insgesamt werde gar in der Lage sein, zehn Millionen Tonnen Getreide zu exportieren.

Wie vage Prognosen bisweilen sind, zeigt das Beispiel China:

Das riesige Land gilt gemeinhin als Heimstatt von milliardenstarken Menschenmassen, die nur darauf warten, den Westlern das Brot vom Teller zu nehmen. So prognostizierte etwa das Worldwatch-Institute in Washington für das Jahr 2000 einen Import-Bedarf der Chinesen von 100 Millionen Tonnen Getreide. Die Weltbank hingegen hält nur 16 Millionen Tonnen für nötig. Überdies hat China noch erhebliche Reserven: Weil Investitionen in der Landwirtschaft in den letzten Jahren zurückgefahren wurden, gehen durch mangelhafte Lagerung und Transport jährlich rund 30 Prozent der Ernte verloren. Die Lage in China sieht deshalb Professor Hardwig de Haen, Leiter der Hauptabteilung Landwirtschaft bei der Welternährungsorganisation FAO, eher optimistisch: "Das eigene Potential Chinas zur Produktionssteigerung wird stark unterschätzt."

Zwischen der Nahrungsmittelproduktion und dem Hunger der Armen gibt es schließlich nicht immer einen direkten Zusammenhang. Weltweit hungern schon heute 800 Millionen Menschen, obschon eigentlich genügend Nahrung vorhanden ist. So wird in der Europäischen Union zehn Prozent des Obstes gleich nach der Ernte vernichtet. Auch die Amerikaner erzeugen mehr, als sie verspeisen können:

In den USA landen nach einer Statistik des Landwirtschaftsministeriums jährlich 43 Millionen Tonnen Nahrungsmittel auf dem Müll – ein Viertel des Gesamtverbrauchs von 161 Millionen Tonnen.

Auch Zucker hat Europa mehr als genug: 15 Millionen Tonnen werden produziert, zwei Millionen mehr, als gebraucht wird. Und sogar Wein gäbe es für die Durstigen dieser Welt, wenn sie ihn kaufen könnten. Statt dessen gibt die EU 1,5 Milliarden Mark dafür aus, den unverkäuflichen Trank zu Schnaps brennen zu lassen. Und sie will die Produktion weiter drosseln, durch eine Agrarreform. Denn es droht ein weiterer Überschuß, von 1,5 Millionen Tonnen bei Rindfleisch und von 58 Millionen Tonnen bei Getreide bis zum Jahr 2005.

Ohne Rücksicht auf die Hungernden dieser Welt wurden schon riesige landwirtschaftliche Flächen stillgelegt. Das hat in Europa zu einer Mindererzeugung von 60 Millionen Tonnen und in den USA gar von 100 Millonen Tonnen geführt in einem Zeitraum von zehn Jahren.

Und merkwürdigerweise produzieren viele Agrarier auf ihren landwirtschaftlichen Flächen nicht Lebensmittel, sondern beispielsweise Plastik-Ersatz. Wenn etwa BMW Antriebsteile aus Bayern nach Südafrika schickt, packt die Firma diese nicht in Styropor, sondern in neuartige Verpackungschips, die aus leckeren Sachen wie Sonnenblumenkernen, Stroh, Raps und Rübenschnitzeln bestehen. Und Danone füllt seine "Jahreszeiten"-Joghurts aus Biomilch nicht in Mehrweggläser, sondern in Becher aus Zuckerrüben, die vom US-Agrokonzern Cargill zu Bio-Kunststoff verwandelt wurden. Schon 1995 wurden in Deutschland auf 400 000 Hektar solche "nachwachsenden Rohstoffe" für industrielle Zwecke angebaut, in Brasilien produzieren fünf Millionen Arbeitskräfte im ländlichen Raum nicht Lebensmittel, sondern "Bio-Sprit" aus Zuckerrohr, für 4,5 Millionen Autos.

Auch die Gentechniker werden nicht ausschließlich von Mitgefühl für die Hungernden getrieben. Lothar Willmitzer, Geschäftsführer des Instituts für Genbiologische Forschung in Berlin, hat es, wie die *Wirtschaftswoche* 1997 berichtete, geschafft, sämtliche Gene, die in der Kartoffel für die Stärkeproduktion zuständig sind, zu entschlüsseln. Dafür interessierten sich indessen nicht Firmen wie Pfanni oder Chio

Chips, sondern Fabrikanten für Papier und Wellpappe und auch die chemische Industrie. Die stellen daraus, berichtet der Erfinder stolz, "Klebstoff, Waschmittel oder Verpackungsfüllflocken her" und sogar einen "Superabsorber für Babywindeln".

Da freuen sich auch wieder Konzernmanager: "Da steckt ein enormes Innovationspotential drin", sagt laut *Wirtschaftswoche* BASF-Forschungsvorstand Hans-Jürgen Quadbeck-Seeger. Mit Hilfe der Bio-Technik könnten Naturprodukte glatt zum Verkaufsschlager werden – die sonst ja offenbar Ladenhüter sind. In diesem Sinne will Agrevo-Geschäftsführer Gerhard Prante auch das "Potential des Bioreaktors Pflanze" nutzen.

Die "wundersame Verwandlung von Nahrung in Nicht-Nahrung" (*Frankfurter Rundschau*) zielt nicht nur auf die Äcker der satten Europäer. Die Genforscher haben auch schon die Feldfrüchte der Dritten Welt zwecks Umbau zum Rohstoff avisiert. Maniok beispielsweise, eines der viertwichtigsten Grundnahrungsmittel der Welt, das vor allem in Afrika und Lateinamerika verzehrt wird, könnte zu nützlichem "Bioplastik" verarbeitet werden, glauben die Internationalen Forschungsinstitute für tropische Landwirtschaft in Kolumbien und Nigeria. Die Firma Monsanto arbeitet an der Verwandlung von Zuckerrüben und Getreide zu einem Kunststoff-Ersatz, und die kalifornische Firma Applied Phytologics Pioneer versucht, nach einem Bericht der Zeitschrift *New Scientist*, Reis für die Produktion von Enzymen zuzurichten, die dann in Waschmitteln Verwendung finden.

Die Hungernden müßten also mit ihren vermeintlichen Wohltätern aus der Gen-Branche um die knappen Ackerflächen und die Früchte des Bodens konkurrieren. "Wer beim Kampf um den Boden wohl Sieger wäre, ist absehbar", meinte die *Frankfurter Rundschau*.

Womöglich wäre den Menschen in den benachteiligten Regionen dieser Welt eher damit gedient, wenn sie sich auf Öko-Produktion, auf kleine Betriebe und bäuerliche Produktionsweise konzentrieren. Da besteht zum einen nicht die Gefahr, daß Reisfelder für die Waschmittelproduktion mißbraucht werden. Und zum anderen kommt überraschenderweise, wie Studien zeigen, oft mehr an Erträgen und Ein-

kommen heraus als bei der chemisch unterstützten Hochleistungs-
landwirtschaft.

Schon Ende der 70er Jahre wies eine Untersuchung der Iowa State
University nach, daß bei einer kompletten Umstellung auf biologische
Landwirtschaft in den USA der Bedarf an Lebensmittel befriedigt
werden könnte. Ähnliches haben europäische Studien gezeigt.

Eine Untersuchung der Entwicklungsorganisation der Vereinten
Nationen (Titel: "Benefits of Diversity") zeigte jedenfalls die Überle-
genheit des Öko-Landbaus in Entwicklungsländern. So ergab eine
Fallstudie über Gemüseanbau in Indonesien, daß die Erträge bei Kohl
zwar geringer, bei Karotten und Chinakohl aber höher sind, wenn auf
Gift und Kunstdünger verzichtet wird. Eine Teeplantage in Indien, die
mit der Umstellung auf Bio auch gleich eine Mischlandwirtschaft
mit Milchkühen und Wald einführte, erzielte um zehn Prozent höhere
Erträge als Plantagen mit vergleichbaren konventionellen Mono-
kulturen.

In vielen Fällen fuhren die Bio-Bauern zwar eine kleinere Ernte ein,
aber sie erhielten dafür mehr Geld. So kamen Gemüsebauern in Mexi-
ko zwar mit 15 Tonnen Tomaten pro Hektar nicht ganz auf die üblichen
18 Tonnen des herkömmlichen Anbaus, aber sie kassierten mehr
Dollars pro Hektar: Bei Bio waren es 9.000 Dollar, bei herkömmlichen
Tomaten nur 6.000. In Costa Rica verdienten Öko-Bauern 1993 schon
5.260 Dollar pro Hektar, die konventionellen Kollegen nur 1.530 Dollar.
Überraschenderweise war auch die Produktivität, glaubt man den
Studien, bei Kleinbauern oft höher als bei den industriellen Agro-
Produzenten.

So fanden Agrarforscher in Brasilien heraus, daß Kleinbetriebe mit
weniger als zehn Hektar auf jedem Hektar eine Ernte im Wert von 130
Mark einfahren. Großfarmen mit 5.000 Hektar hingegen nur drei Mark.
In Indien erbrachte eine Farm mit weniger als zwei Hektar pro
Flächeneinheit 1.800 Rupien, ein 15-Hektar-Betrieb bloß 850 Rupien. Je
mehr Bauern in eigener Regie das Land bewirtschaften, desto mehr
Menschen kann das Land ernähren: Amtlichen Statistiken zufolge liegt
die Wachstumsrate in der indischen Landwirtschaft landesweit bei drei

Prozent – im Bundesstaat Bengalen hingegen beim Doppelten: Dort hat eine Landreform mehr Menschen am fruchtbaren Boden beteiligt. Daraus kann der Schluß gezogen werden, so der Kritische Agrarbericht 1997, daß die "zentrale Frage bei der Sicherung der Welternährung" nicht auf Techniken und Genmanipulation zielen sollte, sondern darauf, "wer in welcher Weise Zugang zu Landbesitz hat".

Die wohlgemeinte oder auch bloß geschäftsmäßige Lieferung ausländischer Nahrungsmittel hingegen bringt die örtliche Produktion oft zum Erliegen. Auf den Philippinen beispielsweise gerieten die örtlichen Verteilungssysteme "völlig aus dem Lot", weil Importe, unter anderem von hochsubventioniertem US-Getreide über den Getreidehandels-Multi Cargill, die Kleinbauern ihrer Konkurrenzfähigkeit beraubte, wie die Organisation "Wide" ("Women in Development Europe") beklagte: Die kleinen Bauern gaben ihr Land auf.

Erfreulich seien die Nahrungsmittellieferungen vor allem für die Händler, meint der Kritische Agrarbericht 1997: "Wie profitabel Weizenexporte sein können, zeigen die multinationalen Konzerne Cargill oder Continental, die in Indien Weizen zu einem Preis zwischen 90 und 150 Mark pro Tonne aufkaufen, den sie dann für ca. 350 Mark pro Tonne auf dem Weltmarkt verkaufen."

Weniger profitabel ist es natürlich für die großen Agro-Multis, wenn die Bauern vor Ort für den Verbrauch vor Ort produzieren. Und gar nicht profitabel ist es für die Erzeuger von Kunstdünger und Pflanzengiften, wenn die Bauern auf Kunstdünger und Pflanzengifte verzichten. Die Hersteller haben deshalb neue Vermarktungsstrategien entwickelt, um die Bauern in aller Welt von den Segnungen der Chemie zu überzeugen. Das ist für die trendigen Reklameleute oft nicht ganz einfach. Denn mit ein paar pfiffigen Werbeseiten in Illustrierten ist es nicht getan: "Es ist leichter, für einen Schokoriegel zu werben als für das Schädlingsbekämpfungsmittel Starane", sagte Volkmar Wermter, Geschäftsführer der Münchner Werbeagentur TBWA dem Reklamefachblatt *Werben und Verkaufen*.

Die Strategen setzen deshalb nicht auf knallige Slogans und Fernsehspots, sondern auf den ganz direkten Kontakt zum Bauern auf der

Scholle. So wenden sich jetzt immer mehr schicke Werbemenschen dem Landleben zu: "Agenturleute stecken ihre Nase jetzt in alles, was nach Dorf duftet", beobachtete *Werben und Verkaufen*.

Die Werber von TBWA haben deshalb im Auftrag der Buxtehuder Deutschland-Filiale des Saatgut-Konzerns Pioneer ein Beratungsprogramm entworfen, kurz PEP genannt ("Pioneer Energie-Management Programm"), mit dem die Erzeugnisse des weltgrößten Maissaatgutproduzenten aufs Feld ausgebracht werden sollen. Die Spezial-Agentur Agro-Kontakt in Bergisch-Gladbach hat laut *Werben und Verkaufen* gleich sechs Diplom-Agraringenieure in "Lohn und Brot genommen". Auch BASF setze mehr und mehr auf den Außendienst, und die Firma Novartis Agro will, wie der zuständige Novartis-Manager sagte, über Direkt-Mailings, Prospekte und Schulungen an den Landmann "herankommen".

Die Agro-Konzerne, als global tätige Firmen, beschränken sich dabei nicht auf Bauern zwischen Buxtehude und Bamberg.

Der Schweizer Multi Novartis etwa bringt Bauern auf den Philippinen, in Kolumbien und in Indonesien bei, wie die modernen Agro-Chemikalien einzusetzen sind. Denn Gemüseanbau sei, wie die *Neue Zürcher Zeitung* in einem Bericht über das indonesische Novartis-Projekt meinte, "im feuchtwarmen, tropischen Klima ohne Pflanzenschutzmaßnahmen schlechterdings nicht machbar." Die indonesischen Bauersleute sollen lernen, wie mit gezielten Giftgaben gegen die Kohlmotte Plutella xylostella und einen weiteren "Schlüsselschädling" namens Crocidolomia binotalis vorzugehen ist. Die Bauersleute sind offenbar gelehrige Schüler und betrachten die Novartis-Lehre als eine Art Glaubensangelegenheit: Denn laut NZZ gehört es in der dortigen Gegend "mit einer mehrheitlich islamischen Bevölkerung zur moralisch-religiösen Pflicht, das in der Feldschule Gelernte an Bauernkollegen weiterzugeben."

Die Landwirte werden in solchen Gebieten jedoch nicht nur von wohlwollenden Lehrern im Gebrauch der Pestizide unterrichtet. Mitunter geraten sie mit Kräften in Kontakt, die nicht unbedingt auf der moralischen Stufe seriöser Schweizer Pflanzenschutz-Produzenten stehen. So berichtete die Nachrichtenagentur AP im Februar 1998 von einem tragischen Massenselbstmord von 150 Farmern in Südindien. Der erste von ihnen war ein Mann namens Laksmaya Jaggu, der drei Monate zuvor Pestizide gekauft hatte. Die Ernte wurde offenbar dennoch zerstört, der Mann verzweifelte und trank das Gift selbst.

Die anderen Farmer im Bundesstaat Andhra Pradesh waren durch den Kauf der Gifte in Geldnot geraten. Von einer Raupenplage heimgesucht, hatten sich viele von Geschäftsleuten zum Kauf von Pestiziden überreden lassen und liehen sich dafür Geld von kleinen Kreditvermittlern. Die Verschuldung trieb sie in eine verzweifelte Lage, so daß sie sich das Leben nahmen. Einige wurden sogar von den Geldverleihern zum Selbstmord ermuntert, nachdem die Regierung den Hinterbliebenen Geld versprochen hatte. So konnten sie die Schulden wieder eintreiben.

Die Pflanzenschutzmittel können auch ohne suizidale Absicht zum Tode führen: In China starben im Jahre 1995 über 3.000 Bauern und Landarbeiter an Vergiftungen durch Pestizide. Weitere Gefahren drohen durch mehr als 100.000 Tonnen Alt-Pestizide, die in Entwicklungsländern lagern. Die Welternährungsorganisation FAO fordert zur Vermeidung weiterer Umwelt- und Gesundheitsschäden zur sparsameren Verwendung der Gifte auf und propagiert "Integrated Pest Management"*. Pestizide, beklagt die FAO, seien im Übermaß und "auf aggressive Weise verkauft" worden. Die Mäßigungsbemühungen der Organisation scheinen, so die *Neue Zürcher Zeitung*, "vorläufig aber wenig zu fruchten": Allein von 1994 bis 1996 sei der Pestizid-Absatz weltweit um fast 50 Prozent angestiegen, vier Fünftel des Marktes teilen sich dabei laut NZZ die Großen des Geschäfts wie BASF, Bayer, Monsanto und Novartis.

Der Einsatz von Pflanzenschutzmitteln dient keineswegs immer der Versorgung der lokalen Bevölkerung mit lebensnotwendiger Nahrung. In jenem 7.000 Hektar großen Gemüseanbaugebiet Pangalengan etwa, wo Novartis die Bauern auch für den Kampf gegen die Kohlmotte wappnet, kooperiert die Firma mit dem indonesischen Nahrungs-

* World Agriculture: Towards 2010. A FAO Study. FAO / John Wiley & Sons, 1995

mittelkonzern Indofood: Dort werden laut *NZZ* Kartoffeln für die industrielle Verarbeitung erzeugt. Und auch die Projekte im ebenfalls von Novartis betreuten Anbaugebiet Lembang dienen nicht der direkten Sättigung der Landbewohner: Dort werden neben einer traditionellen Knolle namens Granola verschiedene Kartoffelsorten daraufhin geprüft, ob sie sich für "den Anbau und die Verarbeitung zu den an Beliebtheit gewinnenden Kartoffelsnacks" eignen.

Das entbehrt im globalen Nahrungsmittelgewerbe nicht einer gewissen Logik. Denn im Hinblick auf die Gewinne ist es sicher sinnvoll, sich für Projekte einzusetzen, die sich eher an die Kaufkräftigen wenden, die abends beim Fernsehen gern knabbern.

Denn "satte Gewinne", meinte die *Frankfurter Rundschau* im April 1997, "winken den Agrobiotech-Konzernen kaum von der Kleinbäuerin", die bloß "lokales Saatgut anbaut" für den Markt im nächsten Dorf.

Die Sorge um die Gewinne treibt die Agro-Chemie auch zu Hause um. Wenn die Bio-Bewegung sich da aus der Nische reckt, an Bedeutung gewinnt, in etablierten Kreisen Verbreitung findet, dann können die Herren aus den oberen Etagen sich schon mal zu mäßigenden Worten veranlaßt sehen. Zum Beispiel in der Schweiz, der Heimat von Novartis.

11.

Artgerechte Kundenhaltung

Wie erfolgreich darf Naturkost sein?
Weshalb der Starkoch zur Bio-Butter greift / Haifischsteak im
Öko-Dorf / Die Bio-Bewegung in der Kantine / Weshalb die Swissair
ihre hochfliegenden Bio-Pläne bremsen mußte / Der Schulterschluß
der Chemie-Konzerne: Freiheit oder "Chemokratur"?

Schöner kann das Dorf kaum werden: Geranien blühen in den
Fenstern, von liebevoller Pflege zeugen die Gärten vor den Häusern.
Kühe grasen auf den Wiesen ringsum. Ein Bächlein rauscht zu Tale.
Mitten im Dorf ragt der Kirchturm empor, direkt neben Rathaus und
Raiffeisenbank. Die Gäste kommen aus Stade, Dortmund oder Berlin
und wohnen in Pensionen, die Haus Agnes heißen, Haus Kletterrose
oder Gästehaus Coronata. Für sie werden Ausflüge organisiert zu den
Bayerischen Königsschlössern oder lustige Kegelpartien. Sie können
auf Wanderwegen wandeln und sich stilgerecht mit Wandermoden in
den örtlichen Geschäften einkleiden. Sie können sich aber auch im
Sporthaus Waibel Inline-Skates leihen und damit in die Pilsstube Zum
Wurzelsepp sausen oder ins Tal hinunter zur Schaukäserei, wo sie
zusehen dürfen, wenn prima Käse gemacht wird aus der leckeren
Ökomilch.
Hindelang ist auf der Höhe der Zeit, touristisch und auch agrarisch.
Hindelang ist, darauf weist ein Schild gleich am Ortseingang hin, ein
Öko-Modelldorf. "Natur und Kultur" heißt das Projekt, das seit 1992
läuft, zeitweise von einem japanischen Konzern gesponsert wurde

und zeitweilig von Kraft Jacobs Suchard. Fast alle Bauern im Dorf produzieren mustergültig und umweltfreundlich und haben deshalb ein Schild an den Stall gehängt, das darauf hinweist. So etwas spricht sich herum: 1997 haben die Hindelanger Bio-Pioniere dafür einen Bundespreis für "Tourismus und Umwelt" bekommen und in London den von British Airways gesponserten Umweltpreis "Tourism for Tomorrow". In Hindelang ist die Öko-Bewegung eine Unterabteilung der Kurverwaltung und wird, vor allem, als Maßnahme fürs Marketing betrieben.

Das Öko-Bewußtsein aus der Kurverwaltung hat sich im Dorf noch nicht überall durchgesetzt. In der Pizzeria "Bei Caruso" ist von "Natur und Kultur" nicht so viel zu spüren. Neben den obligaten Pizzen gibt es Thunfisch-Steak, Haifisch-Steak, Schwertfisch-Steak. Das sieht nicht sehr nach Öko aus. Im Kur- und Sporthotel, steht, immerhin, ein "Rindersaftbraten (aus Allgäuer Zucht)" auf der Karte; das "Fjordlachsschnitzel" hingegen wirkt befremdlich, auch wenn es gewissermaßen eingebürgert wurde und als "Allgäuer Schmankerl" firmiert. Eine "Roulade vom Öko-Kalb" und ein Rumpsteak vom Allgäuer Weiderind gibt es immerhin im Romantik-Hotel Sonne. Doch der Ananas-Shrimps-Cocktail, das Bohnengemüse, die Zucchini, die Dauphinekartoffeln? "Es geht ja nicht alles öko", sagt die Dame des Hauses. Zwar gebe es einen Bioladen, ganz in der Nähe, doch der sei viel zu teuer.

In den Restaurants ist "bio" Glückssache, nicht nur im Öko-Modelldorf. Wer verwöhnt ist und zuhause stets Biosachen genießt, der tut sich daher schwer auf Reisen. Wer gar in Kantinen speisen muß, der hat nur selten die reine Natur auf dem Teller. Bio im öffentlichen Raum – da ist meistens Fehlanzeige. Dabei wird das aushäusige Speisen immer wichtiger: 1960 wurden nur fünf Prozent des privaten Lebensmittelbudgets dafür ausgegeben, 1996 waren es schon 25 Prozent. Der durchschnittliche Esser speist, so eine im Frühjahr 1998 veröffentlichte CMA-Studie, 3,6mal pro Woche außer Haus. Für Millionen von Menschen ist gar die Kantine Tag für Tag die Stätte mittäglicher Sättigung: Sieben Prozent aller Frauen und 16 Prozent der

Männer nehmen dort ihr Mahl ein. Und sie verzehren dort, alle zusammen, riesige Mengen. Waren im Wert von 250 Millionen Mark verabreichen allein die Großküchen der öffentlichen Hand in Hessen pro Jahr, 30 Prozent des Kantinenumsatzes in diesem Bundesland.

Merkwürdigerweise aber kümmern sich gerade die Profis in den Kantinen und Gaststätten wenig um den Wohlgeschmack aus dem Biogarten. Die Ökobauern ihrerseits beackern diesen Markt der Großkunden eher nachlässig. So gibt es denn ein auffälliges Mißverhältnis zwischen den öffentlichen Sympathiebekundungen gegenüber Bio-Bauern und ihrer realen Bedeutung – vor allem in den Küchen der Profis. Öko wird, wie in Hindelang, vor allem als Marketingmittel begriffen, als Werbemaßnahme, um Kunden zu locken. So läßt sich im zukunftsweisenden Sektor der Großverbraucher sehr schön studieren, wie es um die Zukunft der Bio-Branche bestellt ist. Und es zeigt sich: Wenn Bio aus der Nische kommt, wenn sich namhafte Großverpfleger für Bio stark machen, dann werden sie oft zu ihrer eigenen Überraschung abrupt gebremst. Die interessierten Kreise aus Chemie und Landwirtschaft melden sich freundlich, aber bestimmt zu Wort und bremsen allzu bioselige Höhenflüge. So bleibt Bio ein Wunschbild – ohne daß sich die Alltagspraxis nachhaltig ändert.

"Die Einführung echter Bioprodukte" in den Profiküchen bereite "noch Schwierigkeiten", räumt Robert Hermanowski ein von der Arbeitsgemeinschaft Ökologischer Landbau. Das läge auch am Angebot: Die Preise seien oft zu hoch, die Mengen zu klein. Zudem entsprächen die Lieferungen aus dem Biogarten oft nicht den Bedürfnissen der Berufsköche, die ihre Karotten, Kartoffeln und Zwiebeln geschält, exakt geschnitten und "just in time" am Herd haben wollen.

Doch auch die Wirte ihrerseits sind nicht übermäßig scharf auf Öko-Rohstoff. Darauf deutet jedenfalls eine Umfrage der Fachhochschule Hamburg hin. Von 30 befragten Profi-Köchen wußten die meisten nicht einmal, wo man Bio-Ware kriegen kann. Nur einer tippte auf einen Bio-Laden als Bezugsquelle – eigentlich ein naheliegender Gedanke. Sechs gaben als mögliche Bezugsquelle den Landwirt an. Und 18 Befragte konnten oder wollten keine Angaben machen. Deshalb regte die Umfrage-Autorin Christel Reimer an, die die Ergebnisse in einer Diplomarbeit veröffentlicht hatte: "Die Erzeuger und Großhändler sollten den Gastronomiebetrieben Preislisten und Angebote zukommen lassen." Keine schlechte Idee.

Doch die Gier nach dem Guten aus dem Bio-Garten ist selbst bei Wirten aus den Kreisen der Öko-Sympathisanten eher begrenzt. Dem Wirt der Stuttgarter Gastwirtschaft Rosenau beispielsweise, immerhin Mitglied in der ökologisch orientierten Wirtschaftsvereinigung "UnternehmensGrün", ist das Bio-Grünzeug viel zu teuer: "Das müßte ich in den Preisen weitergeben", sagt Johannes Zeller. Zwar nehme er von Zeit zu Zeit Wild auf die Karte, das von heimischen Revieren stamme oder Lamm aus regionalen Herden. Auch den heimischen Wein liefere ein Winzer, der naturnah wirtschafte, auch wenn auf seinen Bouteillen "kein Öko-Bepper" klebe. Doch die Kundschaft wäre, mutmaßt der Wirt, mit höheren Preisen kaum einverstanden – und selbst die Vereinigung "UnternehmensGrün" verlange bei ihren Zusammenkünften keine Bio-Nahrung: "Die müssen halt auch aufs Geld gucken. Da macht halt der Preis die Musik", sagt der Wirt.

Stimmt, sagt "UnternehmensGrün"-Bundesgeschäftsführerin Martina Schwendemann. Sie bevorzuge als Lieferanten zwar Mitgliedsbetriebe. Doch die einen produzierten nun öko, andere eben nicht. Da gebe es "keine Gewissensprüfung". Wenngleich sie wohl einräumt: "Prinzipiell müßte man da etwas stringenter sein."

Der Preis dürfte dabei, eigentlich, kein Hindernis sein. Denn mit einer biofreundlichen Kalkulation kann der Wirt, wie die Gastro-Fachzeitschrift *Fizzz* vorrechnete, Öko-Kost relativ preisgünstig anbieten, ohne seinen Profit einzuschränken – selbst wenn die Rohware 25 oder 30 Prozent mehr kostet.

Denn die übliche Kalkulation , bei der der Wirt seine Einkaufspreise kurzerhand vervielfacht und einen Wein, der beim Händler acht Mark kostet, für 40 Mark auf die Karte setzt, ist bei Bio nicht gerechtfertigt. Mit dem Aufschlag sollen ja die Kosten des Betriebes bezahlt werden, das Licht im Lokal, die Teller, die Spülmaschine. Doch Licht, Teller und Spülmaschine werden nicht teurer, wenn Bio auf den Tisch kommt.

Wenn also die Differenz zwischen Einkaufspreis und Verkaufspreis, 32 Mark im Falle des Weines, ausreicht, um die Kosten des Betriebes zu bezahlen, dann müßten diese 32 Mark auch beim Bio-Wein reichen. Der Wirt würde also auf den Öko-Tropfen, für den er beim Händler zehn Mark zahlen muß, nicht seinen üblichen Aufschlag draufsetzen und die Flasche mit 50 Mark auf die Karte setzen, sondern bloß jene 32 Mark, die für Licht, Teller, Spülmaschine ja reichen. Der Bio-Wein würde dann, im Lokal, 42 Mark kosten, nicht viel mehr als der normale mit 40 Mark. Ein Glas mit 0,2 Litern würde, biobefüllt, dann 8,40 kosten statt 8 Mark. Beim Schnitzel, beim Salat, beim Milchkaffee gilt das gleiche. Einen solchen Aufschlag müßten sich die Gäste eigentlich leisten können. Schließlich schmecken die Sachen ja auch besser.

Das Ganze, meint das Fachblatt *Fizzz*, sei nur eine Frage der "artgerechten Kundenhaltung". Denn die Leute sind ja bereit, Geld auszugeben, wenn sie dafür etwas Besseres bekommen.

Manche Köche sind auch bereit, dieses anzunehmen. Der Stuttgarter Spitzenkoch Vincent Klink ist so einer. Er ist berühmt, weil er einen Michelinstern hat und weil er auch als kritischer Autor auftritt, in der *Zeit*, in der *Frankfurter Allgemeinen Zeitung*, und weil er nebenbei *Klett-Cottas Kulinarischen Almanach* herausgibt, ein alljährlich erscheinendes geistreiches Brevier fürs feine Essen.

Ein Öko-Koch ist Klink natürlich nicht. Grünkernbratlinge kommen bei ihm nicht auf die Karte. Bei ihm gibt es, beispielsweise, einen gerösteten Ziegenkäse aus dem nahen Remstal, eine Oxtailsuppe mit Madeira, einen fränkischen Bauernhahn mit Pfifferlingen.

Die "artgerechte Kundenhaltung" ist natürlich auch für ihn nicht ganz einfach. Wenn er, meistens donnerstags, in Jeans, Outdoor-Weste und Turnschuhen auf den Stuttgarter Großmarkt geht, dann sieht er dort schon im Februar Kisten voll mit frischem Spargel. "Jetzt wollen die Leute frischen Spargel. Meine Gäste erwarten das. Kauf ich natürlich nicht. Das ist ein ewiger Kampf." Am nächsten Stand gibt es Kirschen. "Jetzt wollen die Leute Kirschen. Wenn es in Deutschland Kirschen gibt, interessiert das keine Sau." Vincent Klink, der Wohlbeleibte, eilt durch die Hallen, herzt und küßt zwischendurch eine hübsche Italienerin in schwarzer Jacke, das ist Oliviana Guerriero, und strebt weiter zu einem kleinen Händler weiter hinten, dem einzigen Öko-Anbieter auf dem Großmarkt. Hier gibt es Demeter-Gurken aus Holland, Blumenkohl aus der Bretagne, Ananas aus Ghana und Käse aus dem Elsaß. "Wir kriegen unsere Butter von hier", sagt Klink, und bestellt auch gleich Joghurt dazu, "für mich, zum Abnehmen. Kann ruhig mager sein." Klink bevorzugt Bio-Ware, weil er da den "Verdacht auf bessere Qualität" hat. "Ich probier einfach, ob die Karotte nach Karotte schmeckt. Das ist der beste Indikator. Ich seh' das nicht so orthodox. Ich richte mich da nach meiner Nase." Gute Ware findet er nicht nur beim Bio-Händler, sondern auch bei einem Italiener. Er kauft Tomaten, Mini-Mangold, winzige Karotten, und, als Kompromiß zwischen Kundenwunsch und Prinzipientreue, eine Kiste grünen Spargel. "Der kommt aus Apulien. Sobald das in Europa wächst, ist das für mich okay."

So breitet sich Bio in Lokalen langsam aus. Wie Klink ist auch sein Stuttgarter Kollege Friedrich Gutscher regelmäßiger Bio-Käufer. Der Chef des Restaurants "Délice" hat dafür einen Preis bekommen von der "Verbraucher Initiative" ebenso wie Anna Lander, frühe Gründerin eines SB-Bio-Restaurants, oder das "Radieschen" in Fulda. Überall sorgen so edle Häuser und engagierte Gesundköstler, Feinschmeckertempel und Vegetarierlokale dafür, daß wenigstens punktuell Öko-Stützpunkte gesetzt werden: ein Öko-Hotel in der Rhön, Frühsamers Restaurant in Berlin mit Fleisch von der eigenen Rinderkoppel, das "Suppengrün" in Erfurt, das Café Luminis im schicken Hamburger Stadtteil Pöseldorf. Viele werben gar nicht mit dem Öko-Label, vermeiden einschlägige Vokabeln wie "Vollwert" oder den Verweis aufs Gesunde. Denn die Öko-Köstler der frühen Jahre haben mit ihren Hirsebratlingen den Ruf des Gesunden nachhaltig ruiniert. Eine Kantine wie die der Volksfürsorge in Hamburg verzichtet deshalb auf derlei Attribute, auch wenn sie mit einigem Aufwand die Bio-Ware einführt, Mitarbeiter und Gäste mit Schulungen und kulinarischen Bildungsmaßnahmen aufs alternative Mahl vorbereitet.

Und immer mehr Betriebsrestaurants gehen auf Bio-Kurs, bieten mal wochenweise oder dauerhaft ein alternatives Auswahlessen. Die Großküchen des Frankfurter Uniklinikums und des Hessischen Rundfunks beziehen Öko-Ware von einem Hof bei Fulda, der zum Katholischen St. Antoniusheim gehört und sogar, der Großkundschaft wegen, gleich eine Kartoffelschälfirma auf dem Gelände angesiedelt hat. Die Mensa in Hannover serviert öko, bei der Uni in Oldenburg kostet das Bio-Menu mit 3,40 nur unwesentlich mehr als der Standard-Teller für 2,90 Mark. Selbst bei Daimler-Benz, nicht eben das Hauptquartier grüner Maschinenstürmer, gibt es schon mal ein Menu mit Teilen vom Schwäbisch Hällischen Landschwein; die Kantine unterstützt zudem die umweltschützerische Aktion Gourmets for Nature.

Und die Bio-Lieferanten rüsten auf: Der "Ökologische Großküchen Service (öGS)" in Frankfurt führt sich bei den Geldleuten in der Stadt mit Bio-Aktionen ein, unter dem Motto "Kraut und Rüben" beispielsweise im Kasino der Deutschen Bundesbank. Demeter hat schon ein Tiefkühlsortiment eingeführt und bietet es den Profi-Köchen an. Denn die Hälfte der fast zwei Millionen Tonnen Tiefkühlkost, die alljährlich in Deutschland verspeist wird, geht durch Großküchen.

Gebremst wird der Genuß, unter anderem, durch Mangel an Nachschub. Als die Swissair beispielsweise beschloß, ihren Fluggästen Bio-Menüs zu servieren, merkten die Einkäufer rasch, daß solch riesige Mengen, wie in der Luft verzehrt werden, zu Lande kaum zu bekommen sind. Allein in Zürich produziert Gate Gourmet, die Catering-Tochter der Swissair, 27.000 Mahlzeiten am Tag. Im Jahr brauchen die Köche 40 Tonnen Rinderfilet, 178 Tonnen Geflügel, 130 Tonnen Kartoffeln, 250 Tonnen Gemüse. Dafür reicht die Bio-Produktion nicht aus: Allein die Schweizer Fluglinie müßte beispielsweise die gesamte Produktion an Biomilch, Biokäse und Freilandeiern aus dem Kanton Appenzell aufkaufen und dazu den gesamten Bio-Orangensaft der Europäischen Union.

Die Eidgenossen beschlossen daher einen Stufenplan, bei dem anfangs nur ein Teil der Luft-Kost aus naturfreundlichem Anbau stammt. Deshalb gibt es bio einstweilen nur punktuell. In der Ersten Klasse beispielsweise, zwischen anderen Speisen, ein "Pot-pourri de poissons à la crème aux raisins blancs parfumé au pernod", aus Turbot, Lachs und Seezunge mit Ratatouille und Butternudeln. In der Business Class gibt es Öko-Rind als "Emincé de boeuf aux cèpes" mit Spätzli und Vichy-Karotten. Und auch die Touristenklässler kriegen bio, ein "Ragout de poulet", das Huhn mit Senfsauce und Spaghetti.

Die Bio-Ware wird bei den Swissair-Köchen streng getrennt von der herkömmlichen, schon auf den Lieferscheinen: "PETERLI BIO 30 G 17.000 Bund" steht da beispielsweise oder "KIWI BIO 60.000 Stück". In den Kühlräumen und Lagerhäusern wurden ebenfalls Bio-Ecken eingerichtet: In der einen Ecke das Bio-Obst mit dem Aufkleber "Caliman's Selection Papaya at it's best", auf der anderen Seite die Normalo-Früchte. Hier Bio-Milch, Bio-Schlagrahm, Bio-Joghurt, dort die Kübel mit den Erzeugnissen konventioneller Kühe.

Auch bei der Lufthansa, die allein für ihre eigenen Flüge in Frankfurt 50.000 Mahlzeiten am Tag kocht, bleibt das Angebot einstweilen begrenzt: "Eine Ausweitung unseres Öko-Angebotes scheitert daran, daß wir bei Biobauern nicht die Mengen in der Güte kaufen können, die wir bräuchten", sagt der Leiter des zuständigen Tochterunternehmens LSG Inflight-Service.

Es gibt allerdings, sowohl bei der Lufthansa als auch bei der Swissair, auch andere Widerstände gegen die Bio-Bewegung über den Wolken. Denn die Bio-Bewegung stößt, sobald sie sich aus der Nische wagt und größere öffentliche Aufmerksamkeit genießt, auf äußerst kritische, ja erboste Reaktionen interessierter Kreise. Solchen Unmut durfte sogar die Gattin des deutschen Bundespräsidenten Roman Herzog erleben. Sie hatte in ihrer ARD-Sendung "Zu Gast bei Christiane Herzog" harmlos angekündigt, sie wolle künftig weniger Fleisch servieren. Da hob daraufhin ein lautes Getöse an, der Bayerische Bauernverband giftete öffentlich, Frau Herzog mache wohl "Zugeständnisse an die allgemeine BSE-Hysterie". Die Bauern hätten sich eigentlich ein deutlicheres Bekenntnis zu heimischem Fleisch gewünscht, verkündeten sie der Präsidentengattin.

Ein empörter Aufschrei bayerischer Bauernfunktionäre folgte auch, als das katholische Hilfswerk Misereor eine Studie des renommierten Wuppertal-Instituts mit dem Titel "Zukunftsfähiges Deutschland" präsentiert und darin die "Umstellung auf einen ökologischen Landbau" gefordert hatte. *

Lautstark kritisierten die Agrarier die Christenmenschen, die "wahrheitswidrig verbreitet" hätten, daß "das Grundwaser flächendeckend mit Pestiziden belastet oder die Güllewirtschaft grundsätzlich umweltschädigend sei".

Sogar ein katholisches Pfarrblättchen wurde zum Objekt eines Bauernaufstandes. Pfarrer Andreas Schlagenhaufer aus der oberpfälzischen Gemeinde Kohlberg hatte in seinem Pfarrbrief einen Artikel aus *der tageszeitung* zur Agrarpolitik abgedruckt. Überschrift: "Zukunft als Giftspritzer oder Biobauer". Der Bayerische Bauernverband wurde gleich beim Bischof vorstellig und forderte den Kirchenmann auf, seine Pfarrei zu verlassen und "als Kommissionsseelsorger in Brüssel für die Landwirtschaft Erfolge erzielen".

Als die Lufthansa ihr Bio-Konzept vorstellte, meldete sich gar der damalige Präsident des Deutschen Bauernverbandes zu Wort. Constantin Freiherr von Heereman protestierte gegen die "Diffamierung" durch die Lufthansa. Die Airline hatte sich zwar nicht gegen die Normalo-Bauern gewendet, sondern nur einen kleinen Schritt in Richtung Öko-Menüs angekündigt. Doch das erregte schon den Unwillen des Bauern-Bosses. Denn die Einführung von Bio-Gerichten bedeute eine indirekte Diskriminierung von 98 Prozent der deutschen Landwirte, die "den technischen Fortschritt verantwortungsbewußt beim Einsatz von Dünger und Pflanzenschutzmitteln nutzen".

So ist der Biß ins Bio-Brötchen nicht nur reine Geschmackssache. Es werden dabei auch gewichtige Interessen berührt. Denn jedes Bio-Brötchen, das verzehrt wird, bedeutet auch, daß ein kleines Quantum Kunstdünger weniger verkauft wird, ein paar Tröpfchen Gift weniger

* Zukunftsfähiges Deutschland: ein Beitrag zu einer global nachhaltigen Entwicklung; Studie des Wuppertal-Instituts für Klima, Umwelt, Energie GmbH / BUND / Misereor (Hrsg). 4. Auflage Basel, Boston, Berlin: Birkhäuser, 1997

verspritzt wird. Das bedauern verständlicherweise vor allem jene, die Gift und Kunstdünger oder mit ihrer Hilfe Lebensmittel produzieren und davon eigentlich bisher ganz schön leben.

Das hatte auch die Swissair offenbar nicht berücksichtigt, als sie ihr Pilotprojekt unter dem Titel "Naturalgourmet" präsentierte und versicherte, die Rohstoffe für die neuen Menus seien "frei von Dünger, frei von Pestiziden". Zudem bekannten die Airline-Manager aus Zürich: "Wir verzichten auf genmanipulierte Produkte."

Die darauf folgenden Proteste waren nicht so lautstark wie bei den wütenden deutschen Bauern. Sie kamen auch eher aus Kreisen, die Diskretion bevorzugen: den oberen Etagen der Chemie- und Lebensmittel-Giganten.

Denn die arbeiten mit "vereinten Kräften für die Gentechnologie", wie die *Neue Zürcher Zeitung* berichtete, nachdem sich Ende 1997 die wichtigsten Agro- und Foodkonzerne zu einer Vereinigung namens "Internutrition" zusammengeschlossen hatten. Den "Schulterschluß" (*NZZ*) vollzogen unter anderem Firmen wie Hoffmann-La Roche, Kraft Jacobs Suchard, Monsanto, Nestlé, außerdem Novartis Seeds, eine Agro-Abteilung des Basler Chemiekonzerns, und eine schweizerische Unilever-Tochter. Die neue Vereinigung wollte fortan, so die *NZZ*, "nach eigenem Bekunden mit der Öffentlichkeit einen sachlichen und seriösen Dialog führen".

Im Falle der Swissair erfolgte der Dialog noch nichtöffentlich. In persönlichen Gesprächen, so sagt ein Sprecher des Schweizer Chemiekonzerns Novartis, seien die Swissair-Chefs "freundschaftlich darauf aufmerksam gemacht worden", daß ihr Bio-Bekenntnis vielleicht ein wenig zu weit gehe. Beteiligt waren, wie die *Neue Zürcher Zeitung* in Erfahrung brachte, auch der Nachbar von Novartis in Basel, der Pharmakonzern Hoffmann-La Roche, sowie der Lebensmittelkonzern Nestlé: "In Gesprächen, die auf höchster Führungsebene stattfanden, führten die multinationalen Konzerne – gewichtige Kunden der Swissair notabene – den Verantwortlichen der Airline vor Augen, daß ihr Naturalgourmet-Auftritt ein negatives Pauschalurteil zur Gentechnik abgebe." Gentechnikfreies Essen, so merkten die Konzernherren an, sei kaum noch zu garantieren. Die Konzernführer monierten zudem laut *NZZ* , die "Swissair sei da unüberlegt Zeitgeistigem aufgesessen". Die Fluglinie sah das ein; sie stampfte die alten Prospekte ein und produzierte eine gereinigte Fassung.

Im Publikum kam der Korrekturvorgang nicht so gut an. Ein Leserbriefschreiber meldete in der *NZZ* "größte Besorgnis" an: "Die Basler Chemie und Nestlé nützen offensichtlich hemmungslos ihre Macht aus und manipulieren das Swissair-Bordverpflegungskonzept."

Der harte, verbraucherfeindliche Kurs der Food-Konzerne bringt mehr und mehr Verbraucher auf die Palme: "Wir lassen uns nicht mehr für dumm verkaufen von der Gentech-Industrie", sagt die Schweizer Grünen-Nationalrätin Ruth Gonseth: Sie kämpft dagegen, daß die "Forscher und Industriemanager machen, was sie wollen, darüber bestimmen, wie unsere Mitwelt umgebaut werden soll, uns aufzwingen, worauf wir keinen Appetit haben."

Die Bürger haben sich in den freiheitlichen, aufgeklärten, demokratischen Ländern daran gewöhnt, daß sie wählen dürfen, mitbestimmen über ihr Schicksal. In einer Demokratie sind sie ja der Souverän. So reagieren sie irgendwie allergisch auf die Konzernführer, die sich absolutistisch wie mittelalterliche Feudalherren gebärden und mit der Geste des wohlmeinenden Herrschers die Wahlfreiheit abschaffen. Mehr und mehr richtet sich der Unmut der Konsumenten gegen Konzernlenker wie den Nestlé-Chef Helmut Maucher, den viele als Galionsfigur der ignoranten Food-Giganten betrachten. Er hatte 1997 sozial benachteiligte Randgruppen als "Wohlstandsmüll" beschimpft, damit die Grenze des sozial verträglichen Zynismus überschritten und das "Unwort des Jahres" ausgesprochen.

Empört erinnerte ein Leser der *Süddeutschen Zeitung*, Heribert Engemann aus München, daß der Nestlé-Konzern mit einer Milchpulverpolitik in der Dritten Welt "mitschuldig ist am Tod von Tausenden von Kindern". Keine Mark für so einen Konzern, entschied Bürger Engemann: "Diese neuerliche Äußerung von Menschenverachtung veranlaßt mich weiter, keine Produkte von dieser Firma zu kaufen."

Vor allem der im Falle Swissair von den Konzernen ganz kühl und sachlich ins Feld geführte Tatbestand, daß Essen ohne Gentechnik nicht mehr garantiert werden könne, weil Gentechnik unabhängig von Volkes Wille auf den Tisch komme, erregte viele Leser. Einer wetterte gar gegen die aufkommende "Chemokratur". Der Fall Swissair ist ein Indiz dafür, daß die Wahlfreiheit des mündigen Bürgers, die seit Jahrhunderten in demokratischen Gesellschaften eingeführt ist, schwindet. "Daß alle Macht vom Volke ausgehe, damit ist es vorbei", konstatierte die *Süddeutsche Zeitung* im Frühjahr 1998. In der "Postdemokratie" könne der Bürger "unter 99 Varianten eines Mercedes-Chrysler-Mitsubishi" wählen, aber nicht mehr darüber, wie er leben will. Diese Entscheidungen fielen "in den Vorstandsetagen multinationaler Konzerne".

Die Swissair war über die Interventionen aus diesen Sphären überrascht. Denn sie hatte vor der Einführung des Naturalgourmet-Projekts, ganz demokratisch, ihre vielfliegende Kundschaft sogar nach ihren Wünschen befragt und ihren Antworten ein klares Bekenntnis zu Bio-Speisen entnommen. Denn über 90 Prozent der Befragten hatten kundgetan, daß gesunde Ernährung für sie einen hohen Stellenwert besäße. "Viele Leute sind verunsichert und haben fragwürdige Lebensmittel schlicht satt", sagte sagte Swissair-Chef Philippe Bruggisser bei der Vorstellung des Projekts Naturalgourmet: "Sie sehnen sich statt dessen nach gesunder, natürlicher Ernährung." Denn die Swissair sei für manche Kunden wichtiger als die Gattin im trauten Heim am Herd: "Wir haben Kunden", sagte der Airline-Chef, "die fliegen an bis zu 200 Tagen im Jahr. Für sie bildet die Verpflegung an Bord ein nicht zu unterschätzendes Element in ihrer Gesamternährung."

Glücklicherweise müssen einige dieser vielfliegenden Kunden nicht völlig auf Bio-Genuß verzichten. Zumindest die Angestellten des Chemie-Multis Novartis können sich auch am Boden die schmackhafte Naturkost gönnen, immer mittags in der Kantine. Denn die Betriebsrestaurants des Konzerns in Basel und Umgebung werden von den Großküchen der Firma sv-Service beliefert. sv-Service ist das größte

Catering-Unternehmen in der Schweiz, verköstigt allein bei Novartis 3.000 Mitarbeiter pro Tag. sv-Service will, laut Eigenwerbung, "sukzessive" in allen belieferten Betriebsrestaurants, "Produkte und Menüs aus naturreinen Zutaten anbieten." Denn "biologische Produkte sind kulinarischer", findet die Verköstigungsfirma, "weil weder chemisch-synthetische Spritzmittel noch Kunstdünger oder Wachstumsförderer ihren natürlichen Geschmack schmälern." Der "intakte Organismus der Natur ist Voraussetzung für gesunde Pflanzen, Tiere und Lebensmittel."

Eigentlich müßte den Novartis-Beschäftigten der Kragen platzen angesichts solch unverhüllter Chemiefeindlichkeit. Doch von Protesten gegen die Naturkost in der Kantine ist, sagt ein Novartis-Sprecher, im Hause bislang noch nichts bekannt geworden. Die Beschäftigten genössen die Speisen ohne auffälliges Murren. Vielleicht trösten sie sich damit, daß die sv-Menus noch nicht ganz hundertprozentig Bio sind. Denn der Kantinen-Lieferant ist zwar Partner der streng ökologischen Bio-Suisse-Organisation und darf deshalb mit der beliebten Bio-Knospe werben. Doch wegen allfälliger Nachschubprobleme soll die Umstellung auf die feinen Öko-Menüs stufenweise erfolgen. Zumindest am Anfang werden in der Novartis-Kantine also auch Obst und Gemüse aus der "Integrierten Produktion" serviert. Dabei kommen bekanntlich auch Spritzmittel und Kunstdünger zum Einsatz. So ist wenigstens einstweilen noch ein bißchen Chemie im Spiel.

Literatur

A.R.Y. EL BOUSHY / A.F.B. VAN DER POEL: Poultry Feed From Waste. Processing and Use. London: Chapman & Hall, 1994

Crop Production and Crop Protection. Estimated losses in major food and cash crops. E.C. Oerke et.al. Amsterdam: Elsevier, 1994

WIGLAF DROSTE: Grün im Gesicht. In: Vincent Klink und Stephan Opitz (Hg.): Cotta's kulinarischer Almanach 1997/98. Stuttgart: Klett-Cotta, 1996

BERNHARD EPPING: Geheime Rezepte. Wie die Gentechnik unser Essen verändert. Stuttgart: Hirzel Verlag, 1997

Erfolgreicher Einsatz ökologischer Lebensmittel in Gemeinschaftsverpflegung und Gastronomie. Hg. Dialogpartner Agrar-Kultur. Stuttgart: Hugo Matthaes, 1997

SIEGFRIED GIEDION: Die Herrschaft der Mechanisierung. Ein Beitrag zur anonymen Geschichte. Frankfurt am Main: Europäische Verlagsanstalt, 1987

HANS-ULRICH GRIMM: Die Suppe lügt. Die schöne neue Welt des Essens. Stuttgart: Klett-Cotta, 4. Auflage 1998.

Landwirtschaft 97. Der kritische Agrarbericht. Daten, Berichte, Hintergründe. Positionen zur Agrardebatte. Hg. AgrarBündnis e.V. Kassel – Rheda-Wiedenbrück – Bonn: ABL Bauernblatt Verlags-GmbH, 1997

Landwirtschaft 98. Der kritische Agrarbericht. Daten, Berichte, Hintergründe. Positionen zur Agrardebatte. Hg. AgrarBündnis e.V. Kassel – Rheda-Wiedenbrück – Bonn: ABL Bauernblatt Verlags-GmbH, 1998

KARL HEINZ NEY: Lebensmittelaromen. Hamburg: Behr, 1987

S. VIETHS, K. FISCHER, L.I. DEHNE, H.AULEPP, H. WOLLENBERG, K.W. BÖGL: Versteckte Allergene in Lebensmitteln. In: Bundesgesundheitsblatt 2/1994.

L. WOODWORD, D. FLEMMING, H. VOGTMANN: Reflections on the Past. Outlook for the Future. In: Fundamentals of Organic Agriculture, 11th IFOAM International Scientific Conference August 11–15, 1996, Copenhagen, Proceedings Vol.1

World Agriculture: Towards 2010. An FAO Study. FAO/John Wiley & Sons, 1995

SIMON WRIGHT: Handbook of Organic Food Processing and Production. London: Chapman & Hall, 1994

Zukunftsfähiges Deutschland: ein Beitrag zu einer global nachhaltigen Entwicklung; Studie des Wuppertal-Instituts für Klima, Umwelt, Energie GmbH / BUND / Misereor (Hrsg). Basel, Boston, Berlin: Birkhäuser, 4. Auflage 1997

Stichwortverzeichnis